予防接種コンシェルジュ

現場で役立つワクチン接種の実践法

編著● **中野貴司**
川崎医科大学小児科

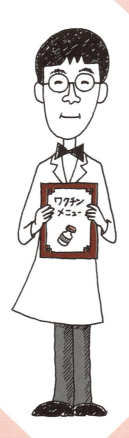

中山書店

序

　"コンシェルジュ（フランス語：concierge）"は，ホテルで観光名所やレストランの紹介から紛失物探しまで，あらゆる相談や要望に応えて「よろず承り係」を担当してくれる，頼りになる助っ人です．もともとは，「集合住宅の管理人」が語源のようですが，最近はホテルのみならず，駅・デパート・病院などで，それぞれの顧客に対応してきめ細かなサービスを提供する職務を担う者の呼称としても使われます．相談に訪れる各人の目的や背景はさまざまで，リクエストは多種多様です．なかには思わぬ相談や難しい要望もありますが，コンシェルジュはあらゆる知識や経験を駆使して，それに応えられるように努めます．

　近年は新しいワクチンの登場や，予防接種制度に関する変化が目まぐるしく，「予防接種コンシェルジュ」が待望されます．本書では，予防接種制度の推移や最新の情報，10年前と比べて格段に増えた各ワクチン，それぞれのワクチンで異なる免疫指標としての抗体価，副反応の種類と対応法などについて具体的に解説しました．

　実際に接種する際の手順と注意事項，望ましい接種スケジュール，同時接種，皮下注射と筋肉内注射，免疫グロブリン製剤や輸血についての注意点，発生しやすい間違いとその対策についても触れ，医療関係者のワクチンや曝露後免疫についても記載しました．また，小児科専門医だけでなく，誰もが理解できるよう平易な解説に努めました．

　予防接種やワクチンに関して，少しでもコンシェルジュの役割を果たせるような書籍をめざしました．ご一読いただければ嬉しく思います．最後になりましたが，いつも私を温かく支えてくださった方々，出版に際してお世話になった中山書店編集部益子弘美さんをはじめ関係各位皆様方に，この場を借りて深謝申し上げます．

2015年6月

Contents

Part 1 予防接種の基本とスケジュール

▶ 予防接種の変遷と近年の動向 ……………………… 2
- 予防接種法―制定当時は義務接種 ……………… 2
- 感染症流行の推移 ………………………………… 2
- 予防接種健康被害の救済 ………………………… 3
- 個人の意思の尊重―義務接種から勧奨接種へ … 5
- 高齢者とインフルエンザワクチン ……………… 6
- 新型インフルエンザ発生（2009年）の教訓から … 7
- 「ワクチン・ギャップ」の解消と予防接種の総合的な推進
  ―2013年4月の改正 …………………………… 7
- 「ワクチン・ギャップ」のさらなる解消に向けて―2014年以降 … 10

▶ 予防接種の種類 ……………………………………… 11
- 定期接種と任意接種 ……………………………… 11
- 生ワクチンと不活化ワクチン …………………… 11

▶ 有効性 ………………………………………………… 13
- 有効率―疾病予防効果 …………………………… 13
  - ワクチンの有効率と相対危険 ………………… 13
  - 検定，区間推定（95％信頼区間）…………… 14
- 免疫原性と抗体価 ………………………………… 14
- 抗体価の測定方法と最低防御閾値 ……………… 14

▶ 安全性 ………………………………………………… 17
- ワクチンによる副反応 …………………………… 17
- 副反応の報告制度と報告基準 …………………… 19
  - 副反応報告制度 ………………………………… 19
  - 副反応報告基準 ………………………………… 19
  - 予防接種健康被害救済制度 …………………… 20

▶ 接種スケジュール …………………………………… 25
- 望ましい接種スケジュールとは？ ……………… 25
  - 生後2か月に接種を開始する ………………… 25
  - 定期接種も任意接種も大切である …………… 26
  - 同時接種の推奨 ………………………………… 26
  - 追加免疫を忘れずに …………………………… 27

過去にかかったかもしれない病気	27
接種時期を逃した場合の対処	27
異なるワクチンの接種間隔	33
生ワクチンの接種後	33
不活化ワクチンやトキソイドの接種後	33
同時接種	33
疾病罹患後の接種	34

▶ 同時接種 ……… 37

「同時接種」とは	37
同時接種の接種部位	37
どうして「同時接種」が必要？	37
同時接種の利点	39
同時接種の懸念事項	40

▶ 併用薬剤に関する注意事項 ……… 43

併用薬剤とワクチン	43
有効性と安全性への影響	44
個々の薬剤について	44
副腎皮質ステロイド薬や免疫抑制薬	44
免疫グロブリン製剤や血液製剤	45

▶ 皮下注射と筋肉内注射 ……… 48

日本の接種経路の現状	48
皮下注射と筋肉内注射	50

Part 2 接種の実際

▶ 接種の実施 ……… 56

接種の手順	56
予診	56
診察	58
接種	61
接種の記録	62
副反応の観察	62
ワクチンの保管	62

ワクチンの廃棄 ·· 64
▶ **接種に際しての注意事項** ··· 65
　接種要注意者への対応 ·· 65
　心臓血管系疾患 ·· 65
　腎臓疾患 ··· 66
　臓器移植・免疫不全宿主 ·· 67
　HIV 感染者 ··· 68
　過去にけいれんの既往のある者 ··· 68
　重症心身障害児（者） ·· 70
　早産児・低出生体重児 ·· 71
　予防接種で接種後 2 日以内に発熱のみられた者 ··· 72
　アレルギーのある者 ··· 74
　　　鶏卵由来成分に対するアレルギー ··· 75
　　　その他の成分〔乳由来成分／チメロサール／抗菌薬／ゼラチン／ラテックス〕······ 76
　結核の予防接種：過去に結核患者との長期接触がある者，
　　その他結核感染の疑いのある者 ··· 77
▶ **発生しやすい間違いと対策** ·· 79
　誤接種事例の分類 ··· 79
　誤接種が発生した場合の対応 ··· 81

Part 3 ワクチンの接種法，個別対応

▶ **定期接種** ··· 84
　Hib（インフルエンザ菌 b 型）ワクチン ·· 86
　肺炎球菌結合型ワクチン ·· 89
　DPT-IPV（ジフテリア・百日咳・破傷風・不活化ポリオ混合）ワクチン ······ 92
　BCG ワクチン ·· 100
　MR（麻疹・風疹混合）ワクチン ··· 104
　水痘ワクチン ·· 108
　日本脳炎ワクチン ··· 110
　DT（ジフテリア・破傷風混合）ワクチン ··· 113
　ヒトパピローマウイルスワクチン ··· 115
　インフルエンザワクチン（高齢者，定期接種 B 類疾病） ····························· 118

23価肺炎球菌多糖体ワクチン（高齢者，定期接種B類疾病） 121
▶ **任意接種（定期以外の予防接種）** 123
　　B型肝炎ワクチン（母子感染予防） 124
　　B型肝炎ワクチン（母子感染予防以外） 126
　　ロタウイルスワクチン 131
　　おたふくかぜワクチン 134
　　インフルエンザワクチン（小児） 137
　　A型肝炎ワクチン 139
　　狂犬病ワクチン 142
　　黄熱ワクチン 144
　　破傷風トキソイド 146
　　日本脳炎ワクチン（海外渡航者） 148
　　髄膜炎菌ワクチン 151
▶ **曝露後免疫** 154
　　曝露後免疫とは 154
　　生ワクチンによる曝露後免疫―麻疹，水痘 154
　　不活化ワクチンによる曝露後免疫―B型肝炎，破傷風，狂犬病 156

エッセイ
　　ガーナでの国際医療協力と予防接種 54

コラム
　　海外における接種間隔の規定 34
　　「同時接種」と「同日接種」 38
　　健康被害救済 41
　　進行性骨化性線維異形成症 52
　　接種不適当者 57
　　接種要注意者 58
　　予防接種後に発熱した場合，考えられる可能性は？ 73
　　国内第Ⅲ相臨床試験による抗体保有率 151

索引 160

Part ❶
予防接種の基本と
スケジュール

予防接種の変遷と近年の動向

予防接種法—制定当時は義務接種

　1948年（昭和23年），わが国で初めて「予防接種法」が制定されました．当時は第二次世界大戦直後の混乱期で，各種の感染症が猛威をふるい，たくさんの命が失われていました．そのような時代背景のなかで，感染症の流行がもたらす社会的な損失を防ぐことが急務でした．社会全体を感染症から守るために，予防接種の普及を強力に推進することが必要であり，予防接種法が誕生しました．当時は，天然痘（痘瘡），百日咳，腸チフスなどの12疾病がこの法律に定められ，接種を怠る者には罰則制度を設けて，義務接種として実施されました．その後，社会状況の変化とともに，予防接種制度には何度か変更が加えられました（❶❷）．

感染症流行の推移

　予防接種は，地球上からの天然痘根絶をはじめ，感染症の制御に大きく貢献しました．1961年（昭和36年），わが国は経口生ポリオワクチン（oral poliovirus vaccine：OPV）の緊急導入により，当時大流行していたポリオを国内から駆逐し，ポリオも予防接種法の対象疾病に追加されました（❷）．

　また，衛生環境の整備や保健医療の進歩，生活水準の改善に伴い，感染症の患者や死者は徐々に減少しました．いくつかの疾患については，予防接種以外に有効な予防手段があることも判明しました．腸チフス，パラチフスは，定期接種の対象から1970年（昭和45年）に除外されました（❷）．

　一方，新たに定期接種に加わったものもありました．1976年（昭和51年）の予防接種法改正では，風疹，麻疹，日本脳炎が対象疾病に追加されました（❸）．

❶予防接種制度と社会状況の変化

	社会状況	予防接種制度の主な変更
昭和23年 (1948) (❷)	・感染症の患者・死者が多数発生 ・感染症の流行がもたらす社会的損失防止が急務 ・社会防衛の強力な推進が必要	・痘瘡，百日咳，腸チフスなど12疾病を対象 ・罰則制度を設けた接種の義務づけ
昭和51年 (1976) (❸)	・感染症の患者・死者が減少 ・予防接種による健康被害が社会問題化 ・腸チフスなどについて，予防接種以外の有効な予防手段が可能に	・腸チフス，パラチフスなどを対象から除外し，風疹，麻疹，日本脳炎を追加 ・臨時の予防接種を一般臨時と緊急臨時に区分 ・罰則なしの義務接種（緊急臨時を除く） ・健康被害救済制度を創設
平成6年 (1994) (❹)	・感染症の患者・死者が激減 ・医療における個人の意思の尊重 ・予防接種禍訴訟における司法判断	・痘瘡，コレラ，インフルエンザ，Weil病を対象から削除し，破傷風を追加 ・義務規定から努力義務規定へ ・一般臨時の予防接種の廃止
平成13年 (2001) (❺)	・公衆衛生水準，医療水準が飛躍的に向上 ・インフルエンザ予防接種率の低下 ・高齢者におけるインフルエンザの集団感染や症状の重篤化が社会問題化	・高齢者のインフルエンザを追加（二類） ・一類疾病＝努力義務あり，接種勧奨 　二類疾病＝努力義務なし（個人の判断による）
平成23年 (2011) (❻)	・平成21年に新型インフルエンザ（A/H1N1）発生 ・今後同様の事態に備え，緊急的な対応	・新たな臨時接種の創設 ・接種勧奨規定の創設
平成25年 (2013) (❼❽)	・他の先進諸国との「ワクチン・ギャップ」 ・予防接種制度についての幅広い見直し	・Hib感染症，小児の肺炎球菌感染症，ヒトパピローマウイルス感染症を追加（A類） ・予防接種基本計画の策定 ・副反応報告制度の法定化
平成26年 (2014)	・さらなる「ワクチン・ギャップ」の解消	・水痘（A類），高齢者の肺炎球菌感染症（B類）を追加

(厚生労働省．第1回厚生科学審議会予防接種・ワクチン分科会．資料1 予防接種制度について．2013年4月)

予防接種健康被害の救済

　1960年代後半ごろから，予防接種に一定の頻度で起こることは避けられない健康被害の問題が社会で大きく取り上げられるようになりました（❷）．こ

❷ 予防接種法改正の経緯（1）制定〜流行感染症を考慮した見直し

昭和23年：予防接種法の制定

- 痘瘡[*1]，ジフテリア[*1]，腸チフス[*1]，パラチフス[*1]，百日咳[*1]，結核[*1・*2]，発疹チフス，ペスト，コレラ，猩紅熱，インフルエンザ，Weil病の12疾患を対象
- 接種対象者を定めた定期の予防接種と，公衆衛生上の必要性に応じて行う臨時の予防接種
- 罰則つきの義務規定

制定後〜昭和40年代：対象疾病の見直しなど

- 猩紅熱を対象疾病から削除（昭和33年）
- ポリオを対象疾病に追加（昭和36年）
- 腸チフス，パラチフスを定期の予防接種の対象から除外（昭和45年）など

➡ 痘瘡，ポリオをはじめ感染症の流行抑制に大きく貢献．その反面，昭和40年代には予防接種事故が社会問題となる

*1：定期接種の対象，*2：昭和26年の結核予防法の制定に伴い，予防接種法の対象から除外

（厚生労働省．第1回厚生科学審議会予防接種・ワクチン分科会．参考資料13 予防接種制度について．2013年4月）

❸ 予防接種法改正の経緯（2）健康被害への対応

昭和51年：健康被害救済制度の導入など

背景

- 種痘後脳炎などの副反応が社会的に大きな問題となり，予防接種による健康被害に対する救済が求められるようになり，昭和45年に救済制度が閣議了解の形で発足
- 腸チフス，パラチフス，発疹チフスなどについて，予防接種以外に，より有効な予防手段が可能となってきた

- 予防接種による健康被害について法的救済制度を創設
- 腸チフス，パラチフス，発疹チフス，ペストを対象から除外
- 風疹[*1]，麻疹[*2]，日本脳炎[*3]を対象疾病に追加
- 必要に応じて対象疾病を政令で定められることとした
- 臨時の予防接種を，一般的なものと緊急の必要がある場合に行うものに区分
- 被接種者に対する義務規定を残すものの，罰則を廃止（ただし，緊急の場合の臨時接種を除く）

*1：定期の接種は昭和52年から，*2：定期の接種は昭和53年から，*3：定期の接種は平成6年から．

（厚生労働省．第1回厚生科学審議会予防接種・ワクチン分科会．参考資料13 予防接種制度について．2013年4月）

のような社会情勢のなか，予防接種法で定める接種は，義務接種である位置づけは変わらないものの，罰則は設けない規定に変更されました（1976年〈昭和51年〉改正）．さらに，このときの予防接種法改正では，予防接種後の健康被害に対する救済制度が創設されました（❸）．

個人の意思の尊重—義務接種から勧奨接種へ

感染症患者がさらに激減した1994年（平成6年）の改正のころは，保健医療を受ける各個人の意思を尊重することが重視される時代となっていました（❹）．当時判決が下された予防接種禍訴訟における司法判断も影響して，予防接種は義務規定から努力規定になり，「接種を行うべき」という強制力は行使されないようになりました．

また，本改正までは場所と日時を定めて一斉に「集団接種」が実施されていましたが，かかりつけ医により個々人の体調を見定めて予診を尽くしたうえで

❹予防接種法改正の経緯（3）かかりつけ医による個別接種へ

平成6年：義務接種から勧奨接種へ／集団接種から個別接種へ

背景
- 公衆衛生や生活水準の向上により，予防接種に対する国民の考え方は，各個人の疾病予防のために接種を行い，自らの健康の保持増進を図るという考え方へ変化
- 予防接種制度については，国民全体の免疫水準を維持し，これにより全国的または広域的な疾病の発生を予防するという面とともに，個人の健康の保持増進を図るという面を重視した制度とすることが必要
- 一般的な臨時接種として接種していたインフルエンザについては，社会全体の流行を抑止するデータは十分にないと判断された　　　　（平成5年公衆衛生審議会答申）

- 義務規定を廃し，努力規定とした
- 痘瘡，コレラ，インフルエンザ，Weil病を対象疾病から削除し，破傷風を対象接種疾患に追加
- 健康被害に係る救済制度の充実
- 一般的な臨時の予防接種の廃止

参考：MMRワクチンは，平成元年4月から使われるようになったが，おたふくかぜワクチンによる無菌性髄膜炎の発生が問題となり，同年12月より保護者の希望に基づき接種する形がとられた．MMRワクチンは，平成5年4月に中止．

（厚生労働省．第1回厚生科学審議会予防接種・ワクチン分科会．参考資料13 予防接種制度について．2013年4月）

❺ 予防接種法改正の経緯（4）一類疾病，二類疾病の創設

平成 13 年：対象疾病に区分を創設
背景 ・インフルエンザ（平成 6 年の改正で対象疾病から削除）による高齢者の肺炎の併発や死亡が社会問題化 ・高齢者におけるインフルエンザの発生状況などをふまえ，インフルエンザを予防接種の対象疾病とし，健康被害に対しても公費による救済を行うべき旨の公衆衛生審議会答申が出された

▶対象疾病を一類疾病と二類疾病に区分
- 一類疾病*：感染力の強い疾病の流行阻止，または致死率の高い疾病による重大な社会的損失を防止するために予防接種を実施（努力義務あり）➡ジフテリア，百日咳，ポリオ，麻疹，風疹，日本脳炎，破傷風
- 二類疾病*：個人の発病や重症化を防止し，このことによりその疾病の蔓延を予防することを目的として予防接種を実施（定期接種については努力義務なし）➡インフルエンザ（高齢者に限る）

平成 18 年：対象疾病に結核を追加

▶感染症法の改正と結核予防法の廃止に伴い，一類疾病に結核を追加

（厚生労働省．第 1 回厚生科学審議会予防接種・ワクチン分科会．
参考資料 13 予防接種制度について．2013 年 4 月）

「個別接種」を行うことが原則となりました．接種現場の解説書である「予防接種ガイドライン」は，本改正時に初版が発行され，その後，改編や改訂を経て現在に至っています．

そして，健康被害に関する救済制度は，さらに充実されました．疾患別では，インフルエンザ，痘瘡，コレラ，Weil 病が対象疾病から削除され，破傷風が追加されました．

高齢者とインフルエンザワクチン

2000 年代に入ると公衆衛生や医療の水準はさらに飛躍的に向上しました．しかしそのころ，高齢者におけるインフルエンザの集団感染や症状の重篤化が社会問題となりました．当時，海外先進諸国では，インフルエンザが重症化す

＊ 2013 年 4 月の予防接種法改正により，「一類疾病」「二類疾病」はそれぞれ「A 類疾病」「B 類疾病」と呼称が変更されました．

る高齢者にはインフルエンザ予防接種が勧められており，2001年（平成13年）にはわが国でも65歳以上の高齢者を対象に二類疾病*として法制化されました（❺）．

　小児を対象とした一類疾病*では，努力義務があり接種勧奨が行われます．一類疾病*の予防接種は感染力の強い疾病の流行阻止，あるいは致死率の高い疾病による重大な社会的損失を防止するために実施されます．それに対して，二類疾病*は個人の発病や重症化を防止し，それにより疾病の蔓延を予防することを目的として予防接種が実施されます．二類疾病*には努力義務がなく，個人の判断により接種が行われるという位置づけです（❺）．

新型インフルエンザ発生（2009年）の教訓から

　2009年（平成21年）には新型インフルエンザ（A/H1N1）が発生しました．幸いわが国では重症者や死者は海外に比べてはるかに少なかったのですが，今後同様の事態に備え，緊急的な対応が必要となることが想定されました．2011年（平成23年），新たな臨時接種を創設し，努力義務は課さないが行政が勧奨するという規定が設けられました（❻）．

「ワクチン・ギャップ」の解消と予防接種の総合的な推進—2013年4月の改正

　近年になり，先進諸国と比べて公的に接種するワクチンの種類が少ないわが国の予防接種制度，いわゆる「ワクチン・ギャップ」を解消すべきであることや，予防接種施策を総合的かつ計画的に評価・検討するしくみ構築の必要性が提言され，予防接種制度の幅広い見直しが行われることになりました．

　そして，2013年（平成25年）4月の予防接種法改正では，定期接種「A類疾病」（これまでの「一類疾病」から呼称変更）に，Hib感染症，小児の肺炎球菌感染症，ヒトパピローマウイルス感染症が追加されました．定期接種「二類疾病」は，「B類疾病」と呼称が変更され，新たなワクチンの開発や感染症の蔓延に柔軟に対応できるよう，今後は政令で対象疾病を追加することが可能となりました（❼❽）．

　また，副反応報告制度を法定化し，医療機関から厚生労働大臣への報告が義

❻ 予防接種法改正の経緯（5）新たな臨時接種の創設

平成23年：新たな臨時接種を創設

背景
- 平成21年の新型インフルエンザ（A/H1N1）の流行をふまえ，新たな「感染力は強いが，病原性の高くない新型インフルエンザ」が発生した場合の予防接種対応を万全にするため，「新たな臨時接種」の創設をはじめとする予防接種制度の見直しについて提言がなされた　　　　　　　　　　　　　（平成22年厚生科学審議会感染症分科会予防接種部会）

▶新たな臨時接種を創設
- 努力義務は課さないが，行政が勧奨する
- 健康被害救済の給付水準の設定は，従来の臨時接種等と二類定期接種の間の水準（政令事項）
- ＊併せて新型インフルエンザ予防接種による健康被害の救済等に関する特別措置法の健康被害救済の給付水準もさかのぼって引き上げ．

▶国による新型インフルエンザワクチン確保のため，特例承認を受けた医薬品製造販売業者と損失補償契約を可能にする

（厚生労働省．第1回厚生科学審議会予防接種・ワクチン分科会．参考資料13 予防接種制度について．2013年4月）

❼ 予防接種法改正の経緯（6）A類疾病に3疾病追加，副反応報告の義務，立案時意見の聴取

平成25年：予防接種制度の幅広い見直し

背景
- 先進諸国と比べて公的に接種するワクチンの種類が少ない，いわゆる「ワクチン・ギャップ」の問題の解消や，予防接種施策を総合的かつ計画的に評価・検討するしくみの構築等のため，予防接種制度について幅広い見直しを行う必要があった
- 平成24年5月に示された厚生科学審議会感染症分科会予防接種部会の「予防接種制度の見直しについて（第二次提言）」をふまえ，対象疾病の追加等所要の措置を講じるもの

▶厚生労働大臣による「予防接種基本計画」の策定
▶定期接種の対象疾病の追加
- A類疾病（旧一類疾病）にHib感染症，小児の肺炎球菌感染症，ヒトパピローマウイルス感染症を追加
- B類疾病（旧二類疾病）について，政令で対象疾病を追加可能

▶副反応報告制度の法定化
- 医療機関等から厚生労働大臣への副反応報告＊を義務化
- 報告に関する情報整理および調査については，PMDAに委託可能

▶評価・検討組織の設置
- 厚生科学審議会の下に「予防接種・ワクチン分科会」を設置（政令事項）
- 厚生労働大臣は，予防接種施策の立案にあたり，審議会の意見を聴かなければならないこととした

＊2014年11月から「薬事法等の一部を改正する法律」に基づきPMDAへの報告となった．
（厚生労働省．第1回厚生科学審議会予防接種・ワクチン分科会．参考資料13 予防接種制度について．2013年4月）

❽ 予防接種法改正（2013年4月）の概要

改正の背景

- 先進諸国と比べて公的に接種するワクチンの種類が少ない，いわゆるワクチン・ギャップの問題の解消や，予防接種施策を総合的かつ継続的に評価・検討するしくみの構築等のため，予防接種制度について幅広い見直しを行う必要がある
- 予防接種施策の総合的な推進を図るため，平成24年5月に厚生科学審議会感染症分科会予防接種部会で取りまとめた「予防接種制度の見直しについて（第二次提言）」をふまえ，定期接種の対象疾病の追加等所要の措置を講ずるもの

改正の概要

(1) 予防接種の総合的な推進を図るための計画の策定

- 予防接種施策の総合的な推進を図るため，厚生労働大臣は，「予防接種の総合的な推進を図るための計画」を策定することとする
- 予防接種をとりまく状況の変化や施策の効果への評価等をふまえ，少なくとも5年に一度検討し必要に応じ計画を変更するものとする

(2) 定期接種の対象疾病の追加

- 一類疾病はA類疾病，二類疾病はB類疾病に変更
- 定期接種の対象疾病として，A類疾病にHib感染症，小児の肺炎球菌感染症，ヒトパピローマウイルス感染症を追加する
- B類疾病について，新たなワクチンの開発や感染症の蔓延に柔軟に対応できるよう，政令で対象疾病を追加できることとする

(3) 副反応報告制度の法定化

- 予防接種施策の適正な推進を図るため，今まで実施してきた副反応報告制度を法律上に位置づけ，医療機関から厚生労働大臣への副反応報告[*]を義務化する
- 医療機関からの報告に関する情報整理・調査については，（独）医薬品医療機器総合機構（PMDA）に行わせることができることとする
- 厚生労働大臣は，報告の状況について（4）の評価・検討組織に報告し，その意見を聴いて，必要な措置を講ずるものとする

(4) 評価・検討組織への付議

- 厚生労働大臣は，予防接種施策の立案にあたり，専門的な知見を要する事項について，評価・検討組織（厚生科学審議会に予防接種・ワクチン分科会を設置）に意見を聴かなければならないこととする

施行期日

- 平成25年4月1日

[*]2014年11月から「薬事法等の一部を改正する法律」に基づきPMDAへの報告となった．

（厚生労働省．第1回厚生科学審議会予防接種・ワクチン分科会．
資料1 予防接種制度について．2013年4月）

務化されました．厚生労働大臣は，副反応報告の状況について評価・検討組織に報告し，その意見を聴いて，必要な措置を講ずることが規定されています（❼❽）．

そして，厚生労働大臣に対しては，「予防接種の総合的な推進を図るための計画」を策定することが課せられています．また，予防接種をとりまく状況の変化や施策の効果への評価等をふまえて，少なくとも5年に一度検討し必要に応じ計画を変更することとされています．厚生科学審議会に設置された「予防接種・ワクチン分科会」は，厚生労働大臣が予防接種施策を立案するにあたって，専門的な知見を要する事項について意見を聴く評価・検討組織と位置づけられています（❼❽）．

「ワクチン・ギャップ」のさらなる解消に向けて—2014年以降

「ワクチン・ギャップ」のさらなる解消に向けた取り組みは継続されており，2014年10月から水痘（A類疾病）と高齢者の肺炎球菌感染症（B類疾病）が定期接種に追加されました．さらに，2015年1月の厚生科学審議会予防接種・ワクチン分科会では，B型肝炎を広く小児に接種する方向性が了承されました．

● 文献
1) 厚生労働省ホームページ「第1回厚生科学審議会予防接種・ワクチン分科会（2013年4月22日開催）配付資料」
http://www.mhlw.go.jp/stf/shingi/2r98520000030o0g.html

予防接種の種類

定期接種と任意接種

●定期接種

　予防接種法で規定された疾病に対する予防接種が「定期接種」です．接種対象や接種回数が，予防接種法や定期接種実施要領などにより定められています．接種費用の全部あるいは一部が，自治体による公費負担でカバーされます．

　予防接種法の概要と定期接種対象疾病を❶に示します．A類疾病として13疾病，B類疾病として2疾病が規定されています．

●任意接種

　予防接種法で規定された疾病以外の予防接種は「任意接種」とよばれます．自治体が接種費用の一部を助成している場合もありますが，原則として自己負担で接種します．「任意接種」というと，"打ちたい人だけが打つワクチン"と考えられがちですが，病気を予防するためには定期接種と同じくらいに大切なワクチンです．

　おたふくかぜ，ロタウイルス，A型肝炎，狂犬病などが，現状では任意接種のワクチンです．定期接種のワクチンであっても，予防接種法で定められた対象年齢以外のものに接種する場合は，任意接種の扱いになります．

生ワクチンと不活化ワクチン

●生ワクチン

　生ワクチンは，生きたウイルスや細菌の病原性を弱めて製造されます．生ワクチン接種により，成分である弱毒ウイルスや細菌が体内で増殖するため，接種後一定の期間（当該病原体の潜伏期間に相当）を経て，その病原体による症状が軽く出てくることがあります．MR（麻疹・風疹混合），BCG，水痘，おたふくかぜ，ロタウイルスなどが生ワクチンです．

❶ 予防接種法の概要と定期接種対象疾病

目的
- 伝染のおそれがある疾病の発生および蔓延を予防するために公衆衛生の見地から予防接種の実施その他必要な措置を講ずることにより，国民の健康の保持に寄与する
- 予防接種による健康被害の迅速な救済を図る

予防接種の実施

▶対象疾病

- A類疾病（主に集団予防，重篤な疾患の予防に重点．本人に努力義務，接種勧奨あり）
  ジフテリア，百日咳，急性灰白髄炎（ポリオ），麻疹（はしか），風疹，日本脳炎，破傷風，結核，Hib感染症，小児の肺炎球菌感染症，ヒトパピローマウイルス感染症（子宮頸がん予防），水痘（みずぼうそう），痘瘡（天然痘）*
  ＊痘瘡は政令事項．定期接種は現在実施していない．

- B類疾病（主に個人予防に重点．努力義務なし，接種勧奨なし）
  高齢者のインフルエンザ，高齢者の肺炎球菌感染症

▶定期の予防接種（通常時に行う予防接種）
  ・実施主体は市町村．費用は市町村負担（経済的理由がある場合を除き，実費徴収が可能）

▶臨時の予防接種
  ・蔓延予防上緊急の必要があるときに実施．実施主体は都道府県または市町村．
  ・努力義務を課す臨時接種と，努力義務を課さない臨時接種（弱毒型インフルエンザなどを想定）がある．

（厚生労働省．第1回厚生科学審議会予防接種・ワクチン分科会．資料1 予防接種制度について．2013年4月にその後の新規定期接種を追加）

● 不活化ワクチン

　不活化ワクチンとは，ホルマリンなどで処理をして毒力や感染力をなくした病原体やその成分で作ったものです．生ワクチンのように体内では増殖しません．ほとんどの不活化ワクチンは，1回接種しただけでは必要な免疫を獲得・維持できず，通常は数回以上の接種が必要です．DPT-IPV（ジフテリア*・百日咳・破傷風*・不活化ポリオ混合），日本脳炎，Hib（インフルエンザ菌b型），インフルエンザなどが不活化ワクチンに分類されます．

＊トキソイド
　厳密には，ジフテリアと破傷風はトキソイドに分類されます．トキソイドは細菌の毒素を無毒化したもので，不活化ワクチンに含める考え方が実際の接種には適っています．

有効性

有効率—疾病予防効果

●ワクチンの有効率と相対危険

　ワクチンに期待される有効性は，接種によって疾病にかかるのを防ぐことです．ワクチンの有効率とは，予防しようとする疾病について，非接種群における発病率［p_0］と接種群における発病率［p_1］から計算されます．基本となる四分表と計算式を❶に示します[1]．

　ワクチンの有効率を求める計算式［$(p_0 - p_1)/p_0$］は，変形すると［$1 - p_1/p_0$］となります．［p_1/p_0］は相対危険（relative risk：RR）に一致し，1から相対危険を差し引いた値がワクチンの有効率です[1]．ここで注意しなければならないことは，「有効率70％」という表現は"100人の接種者のうち70人は発病しない"という意味ではなく，"ワクチンを接種せずに発病した人のうち70％は，接種をしていれば発病を回避できた"という意味です（❷）．

❶ワクチンの有効率を算出する際の四分表と計算式

		接種あり	接種なし	計
発病	あり	a	b	m_1
発病	なし	c	d	m_0
	計	n_1	n_0	N

非接種群における発病率：$p_0 = b/n_0$
接種群における発病率：$p_1 = a/n_1$
ワクチン有効率：$(p_0 - p_1)/p_0 = 1 - p_1/p_0$
相対危険：p_1/p_0

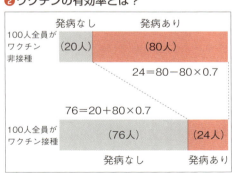

❷ワクチンの有効率とは？

「ワクチンの有効率は70％」
ワクチンを接種せずに発病した80人のうち70％の56人は，接種をしたことにより発病を回避できた．

●**検定，区間推定（95％信頼区間）**

　前記のように相対危険やワクチンの有効率を計算しても，総サンプル数が少ないとか，群による偏りが大きい場合は，統計学的に有意でない場合があります．すなわち有意差検定が必要であり，χ^2検定やFisherの直接法を行います．

　ワクチンが発病リスクを下げる場合は，相対危険（RR）は1未満です．もしワクチンという要因が5％の有意水準で統計学的に有意に発病リスクを下げるのであれば，RRの95％信頼区間は1を超えることはないはずです．

　ワクチンの有効率の95％信頼区間は，1からRRの95％信頼区間上限値・下限値を差し引いて計算されます．たとえばRRの95％信頼区間が0.09〜0.18であれば，有効率の95％信頼区間は82〜91％です．有効率の95％信頼区間の下限が0を下回る場合は，ワクチンの有効性は5％の有意水準で統計学的に有意ではないということになります[1]．

免疫原性と抗体価

　ワクチンを接種することによって，身体に免疫反応が起こります．ワクチンの免疫原性（immunogenicity）とは，当該ワクチンにどの程度の免疫反応を起こす力があるかを示すものです．その程度によって，「免疫原性が高い」とか「免疫原性が低い」とかいわれます．

　接種後に身体に付与される免疫を数値で表せば，免疫原性の程度を具体的に示すことができます．免疫の程度を反映する指標はいくつかありますが，血清中の抗体価（antibody titer）がしばしば使われます．身近な検査会社でも測定が可能な抗体価は，接種後の免疫力を評価するために有用です．すなわち，血清抗体価はワクチンの免疫原性を評価するための指標として用いられ，免疫学的代替指標（immunological surrogate）とよばれたりします．

抗体価の測定方法と最低防御閾値

　血清抗体価には各種の測定方法があります（❸）[2]．ワクチンの免疫原性を評価するために，どの方法で抗体価を測定するのが適しているかは，それぞれワクチンの種類により異なります．ワクチン別に一覧表（❹）[2]にしましたが，

❸ 血清抗体価の測定方法

中和法（neutralization test：NT）
中和抗体の測定は，個体の感染防御力を評価する本質的な測定法であり特異度も高い．しかし，手技が煩雑で結果を得るまでに時間を要する．また，粘膜感染が主な病態の病原体では，必ずしも個体の防御能を反映しない場合がある

赤血球凝集抑制法（hemagglutination inhibition：HI）
NT法に比して手技が簡単，EIA法よりも安価などの利点はあるが，感度に劣り免疫を有する者が偽陰性と判定される場合もある．また，HI法測定に用いる血球の入手が近年困難となってきている

酵素免疫法（enzyme immunoassay：EIA）
感度・特異度とも良好で，多数検体を一度に処理することが可能である．IgG, IgMなどグロブリン分画別の抗体価を測定することができる．ただし感度が非常に鋭敏で，ごく低値の抗体も検出され，陽性閾値の設定が難しい．また，測定費用が高価，キットごとにカットオフ値が異なり測定値の絶対値が標準化されていないという短所がある

粒子凝集法（particle agglutination：PA）
あらかじめ特異抗原を結合させたゼラチンなどの粒子を用いて測定する．抗体が存在すれば粒子が凝集して陽性と判定される．感度が高く，大量の検体処理ができる

補体結合法（compliment fixation：CF）
感染初期に産生される抗体を同定することができるが，その後早期に陰性化する．ワクチン接種の効果や個体の防御免疫を判定する方法としては適していない

蛍光抗体法（fluorescence antibody：FA）
抗原と特異抗体を反応させ，蛍光色素により検出する方法．特異抗体に直接蛍光物質を標識して検出する直接法と，二次抗体に蛍光物質を標識する間接法がある

ウェスタンブロット法（western blot：WB）
転写膜に分画された抗原タンパクのバンドと特異的に反応する抗体を検出する測定法

その他
免疫粘着赤血球凝集反応法（immune adherence hemagglutination：IAHA），受身赤血球凝集反応法（passive hemagglutination：PHA），化学発光免疫測定法（chemiluminescent immunoassay：CLIA），化学発光酵素免疫測定法（chemiluminescent enzyme immunoassay：CLEIA），放射免疫測定法（radioimmunoassay：RIA），プラーク減少中和法（plaque reduction neutralization test：PRNT），マイクロ免疫蛍光法（microimmunofluorescence：MIF）など

詳細については，「Part 3 ワクチンの接種法，個別対応」の各ワクチンの項を参照してください．また，確実に感染を防御するために必要な最低限のレベルの抗体価（最低防御閾値）は，曝露される病原体の量や宿主の要件も影響するので，確定できない場合が多くあります．

予防接種により免疫が付与されたかどうかの評価は，初回免疫後の抗体獲得

❹ 免疫原性を評価するための抗体価測定法（ワクチン種類別）

ワクチン名	抗体価測定法
ウイルスワクチン	
ポリオ	NT
麻疹	EIA-IgG, NT, PA, HI
風疹	HI, EIA-IgG
日本脳炎	NT
HPV	研究室レベルで各種測定法
インフルエンザ	HI
B型肝炎	CLIA-HBs抗体
ロタウイルス	特定できない
水痘	EIA-IgG, IAHA
おたふくかぜ	EIA-IgG, NT
A型肝炎	CLIA-IgG
狂犬病	NT
黄熱	NT
細菌ワクチン	
Hib	莢膜多糖体抗体（PRP抗体）をRIAやEIAで測定
肺炎球菌	莢膜多糖体抗体をEIAで測定
ジフテリア	毒素抗体を培養細胞カラーチェンジ法やEIAで測定
百日咳	PT抗体やFHA抗体をEIAで測定
破傷風	毒素抗体をPAやEIAで測定
BCG	特定できない（ツベルクリン反応で細胞性免疫の評価は可能）

HPV：ヒトパピローマウイルス，Hib：インフルエンザ菌b型

の判定であれば接種4〜8週間後に採血を実施します．追加免疫によるブースター効果の判定であれば，接種1〜2週間後から抗体価の上昇が認められます．接種前後のペア血清で比較することが大切で，抗体が陰性から陽転あるいは4倍（2管）以上の抗体価の変化があれば有意と考えます．EIA法によるIgG抗体については，2倍程度の変化で有意と考えられます．なお，測定手技による結果の誤差が生じないように，ペア血清は同時に測定することが望ましいところです．

● 文献
1) 廣田良夫．インフルエンザワクチンの有効性—点推定と区間推定．小児感染免疫 2006；18：283-91．
2) 砂川慶介，尾内一信編著．小児感染症治療ハンドブック 2013-2014．付録5 血清抗体価の評価法．東京：診断と治療社；2012．p.215-7．

安全性

ワクチンによる副反応

●副反応とは

　ワクチン接種後に，免疫をつけるという本来の目的とは異なる，私たちの身体に好ましくない症状が時にみられることがあり，これを「副反応」といいます．副反応の多くは軽症に経過し，後遺症を残すことなく治りますが，まれに重篤な副反応が起こることもあります．

　ワクチンは病原微生物を弱毒化あるいは不活化して製造するので，副反応が起こる可能性をまったくゼロにすることはできません．副反応はワクチンに課せられた宿命でもありますが，できる限りその頻度や程度を低くして安全な予防接種を行うための努力が続けられています．また，接種後にたまたま別の原因による身体に不都合な症状が出現することがありますが，これを予防接種による副反応と区別することはしばしば難しい場合があります．

●副反応の原因

　生ワクチンと不活化ワクチンでは，副反応が起きる機序や発現時期に違いがあります．生ワクチンは弱毒化された病原微生物を含有しますから，もともとの疾病の自然罹患時に類似した症状が，一定の潜伏期を経て観察されることがあります．麻疹ワクチンを接種して1週間前後にみられる発熱や発疹，おたふくかぜワクチン接種後2〜3週間にみられる耳下腺腫脹や無菌性髄膜炎は，これに相当します．

　一方，不活化ワクチンでは，病原微生物由来成分による毒性作用やアレルギー反応が認められることがありますが，通常は接種直後から1〜2日以内に起こります．

　その他に，双方のワクチンに含まれる微量な安定剤や抗菌薬，製造過程で使用される成分により生じる副反応もあり，それらの多くは接種直後に認められ

❶ワクチンの種類と副反応

	原因成分	症状	接種〜発現
生ワクチン	弱毒化された病原微生物（ウイルス，細菌）	もともとの病気の自然感染時の症状に類似	一定の潜伏期間を経て
	安定剤，抗菌薬，製造過程で使用される成分など	アレルギー反応，局所反応など	接種直後，あるいは1〜2日以内
不活化ワクチン	病原微生物由来成分	毒性作用やアレルギー反応	多くは接種直後ないし1〜2日以内
	安定剤，抗菌薬，製造過程で使用される成分など	アレルギー反応，局所反応など	接種直後，あるいは1〜2日以内

(中野貴司．2011[1])

ます（❶)[1]．

●副反応の分類

接種局所の副反応と全身性の副反応に分類されます．

接種局所の副反応
- 接種部位の疼痛，腫脹，発赤などです．
- 一過性の軽度のものまで含めれば，相当高い頻度で認められます．
- 通常は，接種後短期間で出現し，数日で軽快します．
- 局所を冷やすと楽になることがあります．
- 不活化ワクチン，とくにDPTなどアジュバントを含有するワクチンで高頻度にみられます．

全身性の副反応
- 発熱，倦怠感，頭痛，発疹などです．
- 生ワクチン接種後に，その感染症の症状が出現することがありますが，通常は軽症に経過します．

重篤な副反応
- 頻度はまれですが，中枢神経障害やアナフィラキシーが起こることがあります．
- アナフィラキシーショックは，重篤なアレルギー反応による副反応で，通常は接種後30分以内に起こりますが，まれに数時間後に出現することもあります．生命にかかわる症状であり，迅速な対応が必要です（❷）．

❷アナフィラキシーショックの治療

- 気道の確保
- 酸素投与
- 0.1% エピネフリンを，0.01 mL/体重 kg（10 kg の児であれば 0.1 mL），筋注
- 静脈路確保
- ヒドロコルチゾンを，5～10 mg/体重 kg，静注
- 抗ヒスタミン薬
- 症状に応じて，高次医療機関へ搬送

❸アナフィラキシーショックの症状

皮膚症状	かゆみ，むくみ，じんま疹，冷汗，蒼白，紅潮
呼吸器症状	咳，喘鳴，呼吸困難，肺水腫
循環器症状	頻脈，脈拍微弱，低血圧，不整脈，心停止
消化器症状	嘔気，嘔吐，腹痛，下痢
神経症状	不安感，意識障害

- アナフィラキシーショックは，皮膚・呼吸器・循環器・消化器・神経系など複数の臓器に症状が出ます（❸）．

副反応の報告制度と報告基準

●副反応報告制度

　2013年4月の予防接種法改正において，副反応報告制度が法定化され，医療機関から厚生労働大臣への報告が義務化されました（2014年11月からは医薬品医療機器総合機構〈PMDA〉への報告に変更となった）．そして，厚生労働大臣は，副反応報告の状況について評価・検討組織である厚生科学審議会に報告し，その意見を聴いて，必要な措置を講ずることが規定されています．

　具体的には，予防接種制度上の副反応報告と薬事制度上の副反応等報告を厚生労働省に一元化し，医療機関の報告事務は簡素化されました．報告を受けた副反応報告の個別事例について，厚生労働省は医薬品医療機器総合機構（PMDA）に情報整理・調査を委託することができます．そして，厚生科学審議会が薬事・食品衛生審議会と連携して副反応報告に係る評価を行ったうえで，厚生労働省が必要な措置を行います（❹）．

●副反応報告基準

　2013年4月の予防接種法改正により，新たな副反応報告基準が設定されました．副反応の種類をできるだけ統一的に類型化し，接種後症状が現れるまで

❹副反応報告制度

- 副反応報告（予防接種法）と副作用等報告（医薬品医療機器等法）を（独）医薬品医療機器総合機構に一元化し，医療機関の報告事務を簡素化
- 報告を受けた副反応報告の個別事例について，厚生労働省が（独）医薬品医療機器総合機構に情報整理及び調査を委託
- 厚生科学審議会が薬事・食品衛生審議会と連携して副反応報告に係る評価を行った上で，厚生労働省が必要な措置を行う

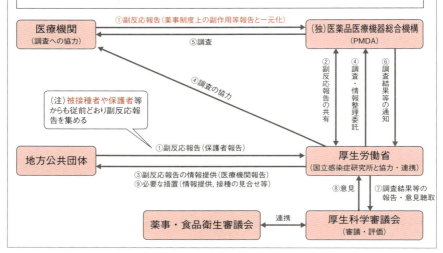

（http://www.mhlw.go.jp/bunya/kenkou/kekkaku-kansenshou20/hukuhannou_houkoku/）

の時間と合わせて例示することで，報告の対象とする事象や症状を漏れなく収集することができます．新たな副反応報告基準を，これまでの旧報告基準と対比して❺に示します．

　副反応報告基準に示されている具体的な症状は，定期接種のワクチンについてのみですが，任意接種後に発生した副反応も，必要なものについては定期接種に準じて報告することが通知されており（厚生労働省健康局〈0330第3号〉・医薬食品局発〈0330第1号〉各都道府県宛通知，2013年3月30日），❻に示しました．副反応の症状として具体的に例示されたもの以外でも，予防接種が原因と疑われるものについては幅広く報告することが必要です．

●予防接種健康被害救済制度

　予防接種後に健康被害が発生し，その健康被害救済を請求し，予防接種との

❺副反応報告基準

対象疾病	事象・症状	接種後症状発生までの時間	参考：かつての基準（改正前）
ジフテリア 百日咳 急性灰白髄炎 （ポリオ） 破傷風	アナフィラキシー	4時間	24時間
	けいれん	7日	—
	血小板減少性紫斑病	28日	—
	脳炎または脳症	28日	7日
	その他の反応*	—	—
麻疹 風疹	アナフィラキシー	4時間	24時間
	急性散在性脳脊髄炎	28日	—
	けいれん	21日	21日
	血小板減少性紫斑病	28日	—
	脳炎または脳症	28日	21日
	その他の反応*	—	—
水痘	アナフィラキシー	4時間	—
	血小板減少性紫斑病	28日	—
	その他の反応	—	—
日本脳炎	アナフィラキシー	4時間	24時間
	急性散在性脳脊髄炎	28日	—
	けいれん	7日	—
	血小板減少性紫斑病	28日	—
	脳炎または脳症	28日	7日
	その他の反応*	—	—
結核	アナフィラキシー	4時間	—
	化膿性リンパ節炎	4か月	—
	全身播種性BCG感染症	1年	6か月
	BCG骨炎（骨髄炎，骨膜炎）	2年	6か月
	皮膚結核様病変	3か月	6か月
	その他の反応*	—	—

＊その他の反応：その他医師が予防接種との関連性が高いと認める症状であって，入院治療を必要とするもの，死亡，身体の機能の障害に至るものまたは死亡もしくは身体の機能の障害に至るおそれのあるもの．

❺副反応報告基準（つづき）

対象疾病	事象・症状	接種後症状発生までの時間	参考：かつての基準（改正前）
Hib 感染症 肺炎球菌感染症（小児にかかるものに限る）	アナフィラキシー	4 時間	24 時間
	けいれん	7 日	7 日
	血小板減少性紫斑病	28 日	28 日
	その他の反応*	─	─
ヒトパピローマウイルス感染症	アナフィラキシー	4 時間	24 時間
	急性散在性脳脊髄炎	28 日	21 日
	Guillain-Barré 症候群	28 日	21 日
	血管迷走神経反射（失神を伴うもの）	30 分	30 分
	血小板減少性紫斑病	28 日	28 日
	疼痛または運動障害を中心とする多様な症状	─	─
	その他の反応*	─	─
インフルエンザ	アナフィラキシー	4 時間	24 時間
	肝機能障害	28 日	28 日
	間質性肺炎	28 日	─
	急性散在性脳脊髄炎	28 日	21 日
	Guillain-Barré 症候群	28 日	21 日
	けいれん	7 日	7 日
	血管炎	28 日	─
	血小板減少性紫斑病	28 日	28 日
	喘息発作	24 時間	─
	ネフローゼ症候群	28 日	─
	脳炎または脳症	28 日	7 日
	皮膚粘膜眼症候群	28 日	─
	その他の反応*	─	─
高齢者の肺炎球菌感染症	アナフィラキシー	4 時間	─
	Guillain-Barré 症候群	28 日	─
	血小板減少性紫斑病	28 日	─
	蜂巣炎	7 日	─
	その他の反応	─	─

（平成 25 年 3 月 30 日予防接種法施行規則等の一部を改正する省令〈厚生労働省令第 50 号〉予防接種後副反応報告書　報告基準に一部加筆）

❻任意接種における健康被害の報告

任意接種における健康被害については，薬事法第77条の4の2第2項の規定に基づき，薬局開設者，病院もしくは診療所の開設者または医師，歯科医師，薬剤師その他医薬関係者は，保健衛生上の危害の発生または拡大を防止するため必要があると認めるときは，定期接種と同様に，速やかに厚生労働省健康局結核感染症課へFAXにて報告する．

報告対象となる症例（任意接種）

- 予防接種ワクチンの使用による副作用，感染症の発生について，保健衛生上の危害の発生または拡大を防止する観点から報告の必要があると判断した症例であり，具体的には表の事項（症例）を参考とすること．
- なお，ワクチンとの因果関係が必ずしも明確でない場合であっても報告の対象となりうること．

①	死亡
②	障害
③	死亡につながるおそれのある症例
④	障害につながるおそれのある症例
⑤	治療のために病院または診療所への入院または入院期間の延長が必要とされる症状（③および④に掲げる症例を除く）
⑥	①から⑤までに掲げる症例に準じて重篤である症例
⑦	後世代における先天性の疾病または異常
⑧	当該医薬品の使用によるものと疑われる感染症による症例等の発生
⑨	①から⑧までに示す症例以外で，軽微ではなく，かつ，添付文書等から予測できない未知の症例等の発生

（平成25年3月30日定期の予防接種等による副反応の報告等の取扱いについて（〈健発0330第3号，薬食発0330第1号〉）

因果関係が認定された場合は，救済制度に基づいて給付が行われます．予防接種法に基づく定期接種では，「予防接種健康被害救済制度」が適用されますが，給付額などはA類疾病とB類疾病で異なります（❼）．任意接種では，医薬品医療機器総合機構（PMDA）が実施する「医薬品副作用被害救済制度」が適用されます．

先に述べた「予防接種後副反応報告制度」は，ワクチンとの因果関係が確定できない例も含めて広く報告する制度であり，「予防接種健康被害救済制度」と直接結びつくものではないことを理解しておく必要があります．

❼ 予防接種健康被害救済制度による給付の内容（主なもの）

	臨時接種およびA類疾病の定期接種	B類疾病の定期接種
医療費	健康保険等による給付の額を除いた自己負担分	A類疾病の額に準ずる
医療手当	通院3日未満　（月額）33,200円 通院3日以上　（月額）35,200円 入院8日未満　（月額）33,200円 入院8日以上　（月額）35,200円 同一月入通院　（月額）35,200円	A類疾病の額に準ずる
障害児養育年金	1級（年額）1,503,600円 2級（年額）1,203,600円	
障害年金	1級（年額）4,810,800円 2級（年額）3,849,600円 3級（年額）2,886,000円	1級（年額）2,672,400円 2級（年額）2,138,400円
死亡した場合の補償	死亡一時年金 42,100,000円	・生計維持者でない場合 　遺族一時金 7,012,800円 ・生計維持者である場合 　遺族年金 　（年額）2,337,600円 　（10年を限度）
葬祭料	206,000円	A類疾病の額に準ずる
介護加算	1級（年額）834,200円 2級（年額）556,200円	

（http://www.mhlw.go.jp/bunya/kenkou/kekkaku-kansenshou20/kenkouhigai_kyusai/）

● 文献

1) 中野貴司．予防接種．佐地勉ほか編著．ナースの小児科学．改訂5版．東京：中外医学社；2011．p.89-96．

接種スケジュール

望ましい接種スケジュールとは？

　2008年のHibワクチン接種開始以降，国内には次々と新しいワクチンが導入され，小児の予防接種スケジュールは大きな変化を遂げました．予防接種法に基づいて公的に接種される「定期接種」の種類が増加し，海外との「ワクチン・ギャップ」が埋まってきたことは喜ばしい限りです．しかし一方で，それが短期間で急速に進んだために，接種の現場では，めまぐるしい変化に対して一部とまどいの声が聞かれます．

　現行のワクチンを用いた，適切な接種スケジュールについて考えてみましょう．望ましいワクチンスケジュールについて，私たちは十分に理解し，確実な普及に努めることが大切です．

　日本小児科学会は，学会推奨の予防接種スケジュールを2011年5月に最初に公開し，その後，現状に合わせて更新を重ねています（❶❷）[1]．国立感染症研究所のホームページでも予防接種スケジュールが随時更新されています（❸）[2]．これらの最新情報を参照しながら，私たちは予防接種を行いますが，望ましい接種スケジュールを計画・実践するために大切な，いくつかのポイントを紹介します．

●生後2か月に接種を開始する

　接種スケジュールの計画にあたってまず大切なことは，「接種可能な月齢に達したら，なるべく早い時期に接種を行うこと」です．その理由は，予防手段であるワクチンは個体が感染を被る前に接種されてこそ意義をもつからです．百日咳菌，Hib（インフルエンザ菌b型），肺炎球菌，ロタウイルスなどによる感染症は，乳児期で最も重症化しやすく，かかる頻度も高いのです．これらの疾患をワクチンで予防するためには，乳児早期からの接種を心がけることが大切です．接種時期について，「（何）か月から（何）か月までの間に接種す

る」ではなく，「(何) か月になったら接種する」という認識を保護者にもってもらいましょう．

　そう考えると，子どもたちのワクチンデビューは生後2か月が適切です．近年導入された Hib ワクチンと小児の肺炎球菌ワクチンは生後2か月から，ロタウイルスワクチンは生後6週から接種が可能です．生後2か月になったらなるべく早期に予防接種を開始することで，子どもたちを確実に感染症から守ることができ，その後のスケジュールも立てやすくなります．

● **定期接種も任意接種も大切である**

　定期接種は予防接種法に基づいて実施され，費用は多くの場合，公費で負担されます．また，万が一接種後に健康被害が発生した場合は，金銭的な補償を含めて手厚い保護が設定されています．一方で任意接種は，通常の薬剤と同一の扱いであり，健康な者に行う予防手段であることも考慮すると，希望者が接種するという位置づけになります．

　しかし，任意接種は定期接種と比べて重要性が低いというわけではありません．また，効果の点で劣るとか，副反応のリスクが高いという理由で，任意接種になっているわけではありません．

　実際にわが国では，ワクチンによる「予防」が軽視されてきた20世紀終盤からの歴史がありました．その「ワクチン・ギャップ」を埋めるために，各種の努力が払われています．近年，定期接種ワクチンの種類が次々と増えているのは，その流れの一環です．

　定期接種も任意接種も，健康を守るために欠かせない大切な手段であるということを忘れないでください．

● **同時接種の推奨**

　病気にかかる前にワクチンの接種を済ませることに加えて，どんな順番でどの病気にかかるのかは，誰にも予測できません．そうなると，なるべく早い時期にできるだけ多くの疾患に対する免疫をつけたいと考えるのは当然のことで，同時接種が有用であることが理解できます．

　同時接種については「同時接種」(p.37) で詳しく述べられていますが，「複数の疾患に対する免疫を同時につけること」が同時接種の最大の利点です．こ

のメリットを上手に活用してください．

また，現状でも DPT-IPV，MR などの混合ワクチンがありますが，将来的にさらに多価の混合ワクチンが開発されれば，接種現場における負担軽減とより効率的な免疫付与に有用となります．

●追加免疫を忘れずに

不活化ワクチンは，一般に，2～3 回の初回免疫を行った後に，一定の間隔（6 か月以上あける場合が多い）をあけて追加免疫を行うことにより，確実な免疫が備わります．Hib，肺炎球菌，DPT-IPV，B 型肝炎，日本脳炎などの接種スケジュールを参照すればよくわかります．追加免疫では，ブースター効果により高い免疫を獲得することができますから，忘れずに接種してください．

生ワクチンでは，定期接種の MR ワクチンは 1 歳と就学前（幼稚園や保育園の年長組）の 2 回，水痘ワクチンは 1 歳以上 3 歳未満の間に 2 回の接種が定められ，任意接種のおたふくかぜワクチンも 2 回の接種が推奨されています（❶～❸）．より確実な免疫をつけるために，2 回目の接種も忘れないでください．

●過去にかかったかもしれない病気

麻疹，風疹，水痘，ムンプスなどは，一度罹患すると終生免疫が得られます．すなわち，2 度かかることは一般的にはないため，既往歴がある場合ワクチンは不要です．

ただし，その既往歴が確実なものであるかどうかは忘れずに確認してください．人の記憶は曖昧な場合がしばしばあり，診断が確定的ではなかったことも往々にしてあります．かかったかどうかが曖昧な場合は，ワクチンの接種を推奨しましょう．過去に罹患歴があって接種したとしても，副反応の頻度や程度が増大することはありません．

●接種時期を逃した場合の対処

各ワクチンには標準的な接種時期がありますが，さまざまな理由で接種時期を逃した場合のキャッチアップスケジュールが日本小児科学会により公開されています（❹）．そこには，それぞれのワクチンの年齢制限や同じワクチン同士の接種の最短間隔，接種回数などが示されています．これらは，医学的な必要性を加味して検討されたものであり，実際に接種する際には，本人や保護者

❶ 日本小児科学会が推奨する予防接種スケジュール（2014年10月1日版．日本小児科学会）

ワクチン		種類	生直後	6週	2か月	3か月	4か月	5か月	6か月	7か月	8か月	9-11か月	12-15か月	16-17か月	18-23か月	2歳	3歳	4歳	5歳	6歳	7歳	8歳	9歳	10歳以上
インフルエンザ菌b型（ヒブ）		不活化			①	②	③						④（注1）											
肺炎球菌（PCV13）（注2）		不活化			①	②	③						④											
B型肝炎（HBV）	ユニバーサル	不活化			①	②				③														
	母子感染予防		①②		①				③															①②③（注3）
ロタウイルス	1価	生		①②																				
	5価			①②③				(注4)																
四種混合（DPT-IPV）		不活化				①	②	③						④（注6）										
三種混合（DPT）（注7）		不活化				①	②	③						④（注6）										
ポリオ（IPV）（注7）		不活化				①	②	③						④（注6）										
BCG		生							①															
麻しん，風しん（MR）		生												①					② （注8）						
水痘		生												①	②		（注9）								
おたふくかぜ		生												①					② （注10）						
日本脳炎		不活化															①②③ （7.5歳まで）					④ 9-12歳			
インフルエンザ		不活化										毎年（10月，11月などに）①②												
二種混合（DT）		不活化																					11歳 12歳 ① （注11）	
ヒトパピローマウイルス（HPV）		不活化																					小6 ①②③	中1 ①②③ 中2-高1 （注12）

定期接種の推奨期間　｜　任意接種の推奨期間　｜　定期接種の接種可能な期間　｜　任意接種の接種可能な期間　｜　添付文書には記載されていないが，小児科学会として推奨する期間

❷ 日本小児科学会が推奨する予防接種スケジュール（標準的接種期間，日本小児科学会の考え方，注意事項）
（2014年10月1日版）

2014年10月1日版

□ 定期接種　■ 任意接種

ワクチン	種類	標準的な接種年齢と接種期間	日本小児科学会の考え方	注意事項
インフルエンザ菌b型（ヒブ）	不活化	①-②-③の間はそれぞれ3-8週あける　③-④の間は7-13か月あける	（注1）④は12か月から接種することで適切な免疫が早期に得られる。1歳を迎えたら接種する	7か月-11か月で初回接種：①，②の後は7か月以上あけ③，1歳-4歳で初回接種は①のみ定期接種として，①-②-③の間は27日以上，③-④の間は7か月以上あける リスクのある患者では，5歳以上でも接種可能
肺炎球菌（PCV13）	不活化	①-②-③の間はそれぞれ27日以上あける　③-④の間は60日以上あけて，1歳から3か月で接種	（注2）定期接種で定められた回数のPCV7接種を終了した6歳未満児は，最後の接種から8週間以上あけてPCV13の追加接種を1回行う（ただし任意接種）	7か月-11か月で初回接種：①-②の後は60日以上あけて1歳以上回接種：①-②の接種は60日以上あける，2歳-4歳で初回接種：①のみ　PCV7の接種が完了していないものは残りのPCV13での接種を実施する
B型肝炎（HBV）	不活化	ユニバーサルワクチン：①-②の間は4週あける，①-③の間は20-24週あける 母子感染予防のためのワクチン：①生直後，②1か月，③6か月	ユニバーサルワクチン：全ての子どもに接種。接種開始時期は，旧B型肝炎母子感染防止事業に沿った接種スケジュール（生後2, 3, 5か月）。接種時期に関しては，今後の検討が必要 乳児期に接種していない児の水平感染予防のためのワクチン，ユニバーサルワクチンに準ずる	詳細は「B型肝炎ウイルス母子感染予防のための新しい指針」下記を参照 http://www.jpeds.or.jp/modules/activity/index.php?content_id=14
ロタウイルス	生	生後6週から接種可能。①は8週-15週未満を推奨する 1価ワクチン（ロタリックス®）：①-②は，4週以上あける（計2回） 5価ワクチン（ロタテック®）：①-②，①-③は，4週以上あける（計3回）		（注4）計2回，①は，生後24週未満までに完了すること （注5）計3回，①は，生後32週未満までに完了すること
四種混合（DPT-IPV） 三種混合（DPT） ポリオ（IPV）	不活化 不活化 不活化	①-②-③の間はそれぞれ20-56日までの間隔 （注6）③-④の間は6か月以上あけ，標準的には③終了後12-18か月の間に接種 （注8）③-④の間はそれぞれ20日以上あける （注6）③-④の間は6か月以上あけ，標準的には③終了後12-18か月の間に接種	可能な場合は三種混合ワクチンとの同時接種を行う	DPT, IPV, OPVを1回も受けていない者を対象として4回接種　定期接種として，①-②-③の間はそれぞれ20日以上あける （注7）三種混合（DPT）とポリオ（IPV）を別々に接種する場合 （注7）三種混合（DPT）とポリオ（IPV）を別々に接種する場合 2012年8月31日以前にポリオ生ワクチン，また，は不活化ワクチンを接種し，接種が完了していない児への接種スケジュールは，下記を参照 http://www.mhlw.go.jp/bunya/kenkou/polio/dl/leaflet_12060.pdf
BCG	生	12か月未満に接種。標準的には5-8か月未満に接種	結核の発生頻度の高い地域では，早期の接種が必要	
麻しん，風しん（MR）	生	①：1歳以上2歳未満　②：5歳以上7歳未満　小学校入学前の1年間	予防効果を確実にするために，3歳以上の児に対しても2回接種が必要	麻疹曝露後の発症予防では，麻しんワクチンを生後6か月以降で接種可能。ただし，その接種は接種回数には数えず，①，②は規定通りに接種する
水痘	生	①：生後12-15か月　②：1回目から3か月以上あけて1回接種 （注9）3歳～5歳未満の児に定期接種として1回接種（2014年度限りの経過措置）		13歳以上では，①-②の間を4週間以上あける

つづき

ワクチン	種類	標準的接種年齢と接種期間	日本小児科学会の考え方	注意事項
おたふくかぜ	生	①：1歳以上	(注10) 予防効果を確実にするために、2回接種が必要 ①は1歳を過ぎたら早期に接種、②はMRと同時期(5歳以上7歳未満で小学校入学前の1年間)での接種を推奨	
日本脳炎	不活化	①、②：3歳、①-②の間は 6-28 日までの間隔 ③：4歳 ④：9歳 (小学校3・4年生相当)		定期接種では、生後6か月から生後90か月 (7.5歳) 未満 (第1期)、9歳以上13歳未満 (第2期) が対象。①-②の間は6日以上、③は②より6か月以上の間隔をあける ④は②からの積極的勧奨の差し控えを受けて、特定対象者 (平成7年4月2日から平成19年4月1日生まれの者) は、20歳未満まで定期接種の対象。具体的な接種については下記を参照 http://www.mhlw.go.jp/bunya/kenkou/kekkaku-kansenshou20/annai.html 13歳未満：1回または2回、1回接種量：6か月-3歳未満：0.25mL；3歳以上：0.5mL
インフルエンザ	不活化	①-②の間は4週 (2-4週) あける		13歳以上、13歳未満：1回または2回、11歳以上13歳未満
二種混合 (DT)	不活化	①11歳から12歳に達するまで	百日咳患者の増加から、DPTへの移行が必要	予防接種法では、筋肉内注射 (上腕三角筋部)
ヒトパピローマウイルス (HPV)	不活化	中学1年生女子 2価ワクチン (サーバリックス®) ①-②の間は1か月、①-③の間は6か月あける 4価ワクチン (ガーダシル®) ①-②の間は2か月、①-③の間は6か月あける		接種方法は、筋肉内注射 (上腕三角筋) 予防接種法では、12歳-16歳 (小学校6年生から高校1年生相当) 女子 (注11) 2価ワクチンは10歳以上、4価ワクチンは9歳以上から接種可能 (注12) 標準的な接種ができなかった場合、定期接種としては以下の間隔で接種できる (接種間隔が2つのワクチンで異なることに注意) 2価ワクチン：①-②の間は1か月以上、①-③の間は5か月以上、かつ②-③の間は2か月半以上あける 4価ワクチン：①-②の間は1か月以上、②-③の間は3か月以上あける

❹ 日本小児科学会推奨の予防接種キャッチアップスケジュール（2014年1月12日）

凡例：■定期接種　■任意接種

ワクチン	種類	1回目の最低年齢	定期接種の時期	最後の接種の最高年齢	1回目と2回目	最短の接種間隔 2回目と3回目	3回目と4回目
インフルエンザ菌b型（ヒブ）	不活化	2か月	2か月〜5歳未満	5歳未満	3週（最初の接種が7〜11か月未満で、現在12か月未満の児） 3週（最終投与として（2回目の接種が12か月未満で、現在1-4歳の児））	3週（最初の接種が7〜11か月未満で、現在12か月未満の児） 7か月（最終投与として（2回目の接種が12か月未満で、現在1-4歳の児））	7か月（最終投与として（3回目の接種が12か月未満で、現在1-4歳の児））
肺炎球菌（PCV7、PCV13）（注1）	不活化	2か月	2か月〜5歳未満	6歳未満	4週（最初の接種が7か月未満で、現在7〜11か月未満の児、または、最初の接種が12か月未満で、現在1-5歳の児） 8週（最終投与として、最初の接種が12か月未満で、現在1-5歳の児）が1歳以上で、現在2-5歳の児）	3週（最終投与として（2回目の接種が7〜11か月未満で、現在12か月未満の児） 8週（最終投与として（2回目の接種が12か月未満で、現在1-5歳の児））	8週（最終投与として（3回目の接種が12か月未満で、現在1-5歳の児））
B型肝炎（HBV）	不活化	生下時	─	特になし	4週	16-20週（1回目より20-24週）	─
ロタウイルス	生	6週（ただし、生後15週未満）	─	1価ワクチン（ロタリックス®）生後24週未満 5価ワクチン（ロタテック®）生後32週未満	4週	4週（5価ワクチン ロタテック®のみ）	─
四種混合（DPT-IPV）	不活化	3か月	3か月〜7.5歳	小学（15歳未満）（注2）	3週（定期接種として3-8週）	3週（定期接種として3-8週）	6か月
三種混合（DPT）	不活化	3か月	3か月〜7.5歳	特になし	3週（定期接種として3-8週）	3週（定期接種として3-8週）	6か月
ポリオ	不活化	3か月	3か月〜7.5歳	特になし	3週（定期接種として3-8週）	3週（定期接種として3-8週）	6か月
BCG	生	0か月	12か月まで（通称、5-8か月）（注3）	5歳未満（注3）	─	─	─
麻しん、風しん（MR）	生	1歳	1回目は、1歳以上2歳未満、2回目は5歳から7歳未満（小学校入学前の1年間）	特になし	4週	─	─
水痘	生	1歳	─	特になし	3か月（13歳未満）、4週（13歳以上）	─	─
おたふくかぜ	生	1歳	─	特になし	4週	─	─
日本脳炎	不活化	6か月	予防接種スケジュール注意事項（注11）を参照	特になし	4週（定期接種としても6日以上）	4週（定期接種としても6日以上）	─
インフルエンザ	不活化	6か月	─	特になし	4週（2-4週）（13歳以上、1回接種）	─	─
二種混合（DT）	不活化	11歳	11-13歳未満	特になし	─	─	─
ヒトパピローマウイルス（HPV）	不活化	─	12歳〜16歳（小学校6年生から高校1年生相当）	─	2価ワクチン（サーバリックス®）1か月（1,2か月） 4価ワクチン（ガーダシル®）2か月（1か月以上）	2価ワクチン（サーバリックス®）5か月（①③の間は5〜12か月） 4価ワクチン（ガーダシル®）4か月（①③の間は6か月）	─

注1 定期接種で定められた回数のPCV7接種を終了した6歳未満の児は、最後の接種から8週以上あけてPCV13の追加接種を1回行う（ただし任意接種）。
注2 4種混合ワクチン添付文書によると、小児（15歳未満）が接種の対象。それ以上の年齢の接種に関しても、接種を妨げる科学的根拠はなく、接種に問題はないと考える。
注3 BCGワクチンの接種は、免疫不全状態におかれる疾患）がある。ただそのことにより予防接種を受けることが認められなかった場合は、4歳に至るまでであり、その他特別の事情がなくなった日から2年を経過するまでであれば定期接種の対象となる。
（詳しくは、結核とBCGワクチンに関するQ&A、厚生労働省ホームページを参照 http://www.mhlw.go.jp/seisakunitsuite/bunya/kenkou_iryou/kenkou/kekkaku-kansenshou/bcg/）
注4 4週以上の間隔があいていればよいが、13歳以上では、3か月以上の接種間隔を推奨する。（2013年度版米国CDCのキャッチアップスケジュールを参照としている。
http://www.cdc.gov/vaccines/schedules/hcp/imz/catchup.html）

にその目的を説明し，同意を得たうえで接種します．

異なるワクチンの接種間隔

ワクチンの接種間隔に関して，わが国では次のような規定が定められています（❺）[4]．

●生ワクチンの接種後

生ワクチンを接種した場合，接種した日の翌日から起算して27日以上の間隔をあけて，次のワクチンを接種します．すなわち，4週間後の同じ曜日に次のワクチンが接種できます．このような接種間隔を規定している理由は，生ワクチンが体内で増殖することによる干渉を避け確実に免疫を付与するため，あるいは副反応が起こるかもしれない時期を外すためとされています[5]．

●不活化ワクチンやトキソイドの接種後

不活化ワクチンあるいはトキソイドを接種した場合，接種した日の翌日から起算して6日以上の間隔をあけて，次のワクチンを接種します．すなわち，1週間後の同じ曜日に次のワクチンが接種できます．このような接種間隔を規定している理由は，不活化ワクチンやトキソイドによる副反応の大半は接種後1週間以内に出現するため，その期間を過ぎれば副反応の原因を特定しやすいためとされています[5]．

●同時接種

医師が必要と認めた場合は，2種類以上の予防接種を同時に行うことができます．「医師が必要と認めた場合」の具体的な指針はありませんが，「安全な予防接種を維持し，被接種者の健康を守るための，実施する医師の医学的に適切な判断に委ねられる」[6]ならば，複数の疾患に対する免疫を急いでつけたい場合なども該当するでしょう．たとえば，子どもが該当年齢になればなるべく早くに接種を済ませて罹患する前の予防に心がける，インフルエンザワクチンは流行期前に接種しておくことが大切，なども適切な判断に該当すると考えます．

同時接種の詳細については，「同時接種」（p.37）も参照してください．

❺ 異なる予防接種の接種間隔

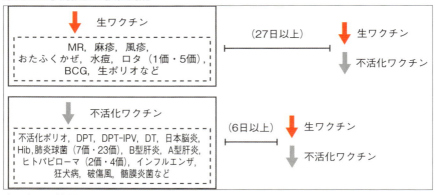

生ワクチン接種後は次のワクチン（生ワクチン，不活化ワクチンいずれも）まで27日以上あける．不活化ワクチン・トキソイド接種後は次のワクチン（生ワクチン，不活化ワクチンいずれも）まで6日以上あける．
医師が必要と認めた場合は，2種類以上の予防接種を同時に行うことができる．

（予防接種ガイドライン2015年度版[4]）

> **コラム❶ 海外における接種間隔の規定**
>
> 　海外の接種間隔に関する規定は，わが国のように厳密ではありません．米国では2種類以上の非経口生ワクチンは，「もし同時に接種しないなら，27日以上の間隔をあける」としていますが，2種類以上の不活化ワクチンあるいは不活化ワクチンと生ワクチンは，「どんな間隔でも接種可能」です（❻）[7,8]．ただし，これはわが国では適用されません．
>
> 　海外諸国では，不活化ワクチンや経口生ワクチンは他のワクチンの効果に干渉するとは考えられていません．したがって，6日未満の短い間隔で接種することに関して，海外では特段の制限を設けてない国が多いのです．ワクチンの接種から副反応による臨床症状発生までの時間は，ある程度医学的に想定されるものの，ワクチン接種と副反応の因果関係を時間経過から判断することは必ずしも容易ではありません．また，海外では一般に，2種類以上のワクチンを別々に接種する場合に，接種間隔の長さが重篤な副反応の発生に関係しているとは考えられていません．

疾病罹患後の接種

予防接種ガイドライン[4]では，以下のように記載されています．「麻疹，風

❻ 米国におけるワクチンの接種間隔に関する規定

接種の組み合わせ	接種間隔に関する規定
不活化ワクチンと不活化ワクチン	基本的にどんな接種間隔でも接種可能*
不活化ワクチンと生ワクチン	基本的にどんな接種間隔でも接種可能
経口生ワクチンと非経口生ワクチン	基本的にどんな接種間隔でも接種可能
非経口生ワクチンと非経口生ワクチン	同時接種しないのであれば27日以上の間隔をあける

*米国小児科学会は,Tdap(年長児と成人用の破傷風・ジフテリア・百日咳混合ワクチン)と4価髄膜炎菌結合型ワクチンについては,同時接種しないのであれば27日以上の間隔をあけることを推奨している. (CDC, 2012[7];AAP, 2012[8])

疹,水痘及びおたふくかぜ等に罹患した場合には,全身状態の改善を待って接種する.医学的には,個体の免疫状態の回復を考え,麻疹に関しては治癒後4週間程度,その他(風疹,水痘及びおたふくかぜ等)の疾病については治癒後2～4週間程度の間隔をおいて接種する.その他のウイルス性疾患(突発性発疹,手足口病,伝染性紅斑など)に関しては,治癒後1～2週間の間隔をおいて接種する.しかし,いずれの場合も一般状態を主治医が判断し,対象疾病に対する予防接種のその時点での重要性を考慮し決定する.」

　疾病罹患後にワクチンを接種する場合の注意点は2つです.①疾病罹患による免疫反応の減弱によるワクチンの効果低下です.せっかく接種するワクチンは,できる限り最大限の効果を発揮してほしいものです.麻疹罹患後しばらくは宿主の免疫状態が低下するため,それが回復する4週間後以降に接種するほうが効果は確実です.

　②疾病に続発する合併症の起こる可能性がある期間中は,紛れ込み有害事象を防ぐ意味でワクチン接種を控えたほうがよい場合があります.たとえワクチンによる直接の因果関係がなくても,その後のワクチン不信や誤解につながっては残念です.たとえば,溶連菌感染症による急性糸球体腎炎やおたふくかぜによる無菌性髄膜炎発症のおそれがある時期などはこれに該当し,回復直後に接種する場合はあらかじめ十分説明しておくことが望ましいでしょう.

　熱性けいれんやてんかん,その他基礎疾患を有する者に対する接種について

❼ 疾患罹患後に予防接種を見合わせる期間の目安

1. 麻疹，あるいはその他の感染症で重症の場合
   ・治癒後4週間
2. 中等症の感染症
   ・治癒後2週間
3. 軽症の感染症
   ・治癒し体調が回復していれば可
4. 基礎疾患や既往症
   ・病状が安定していれば可（ただし，けいれん既往など疾患ごとに注意事項あり）
5. その他の注意点
   ・感染症罹患，基礎疾患や投薬による宿主免疫能の低下がないかを考慮する
   ・疾患の合併症が起こる可能性のある期間に接種する際は，十分に説明しておく
   ・家族や周囲の人の罹患については状況に応じて対応するが，せっかくの接種機会を逃すことは避けたい

は，「接種に際しての注意事項」（p.65）を参照してください．また，家族や周囲の者の罹患については，予防接種ガイドライン[4]では，「患者と接触し，潜伏期間内にあることが明らかな場合には，患児の状況を考慮して接種を決定する」とされています．

上記の事項をまとめて，疾病罹患後に予防接種を見合わせる期間の目安を❼に示しました．

● **文献**

1) 日本小児科学会．日本小児科学会が推奨する予防接種スケジュール．2014年10月1日版．
   http://www.jpeds.or.jp/uploads/files/vaccine_schedule.pdf
2) 国立感染症研究所．予防接種スケジュール．2015年4月1日版．
   http://www.nih.go.jp/niid/images/vaccine/schedule/2015/JP20150401.gif
3) 日本小児科学会．日本小児科学会推奨の予防接種キャッチアップスケジュール．2014年1月12日版．http://www.jpeds.or.jp/uploads/files/catch_up_schedule.pdf
4) 予防接種ガイドライン等検討委員会監．予防接種ガイドライン2015年度版．東京：予防接種リサーチセンター；2015年4月．
5) 岡部信彦，多屋馨子監．予防接種に関するQ&A集2013．東京：日本ワクチン産業協会；2013．
6) 竹中郁夫．ワクチン同時接種の法的可否．日本医事新報2011；4542：64-5．
7) CDC. Epidemiology and Prevention of Vaccine-Preventable Diseases. The Pink Book: Course Textbook. 12th ed. Atlanta：May 2012
   http://www.cdc.gov/vaccines/pubs/pinkbook/index.html
8) AAP. Active Immunization. In: Pickering LK, et al, eds. Red Book: 2012 Report of the Committee on Infectious Diseases. 29th ed. Elk Grove Villlage, USA：2012. p.11-56.

同時接種

「同時接種」とは

　あらかじめ混合されていない2種類以上のワクチンを，別々の注射器や器具を用いて同一の対象者に対して一度の受診機会に接種することを「同時接種」とよびます．予防接種ガイドライン[1]によれば，「同時接種」は医師が必要と認めた場合に可能とされています（ コラム❶ 「同時接種」と「同日接種」）．

同時接種の接種部位

　わが国では小児の多くの予防接種は皮下注射で，推奨される部位は上腕伸側（上腕後側）のおおよそ下1/3の部位，あるいは三角筋外側部です（❶，p.51 ❷a 参照）．したがって，同時接種も通常上腕に行われることが多いです．この2つの接種部位を活用すれば，両上腕で4本の同時接種が可能です．

　欧米では接種部位がわが国とは少し異なり，多くのワクチンが筋肉内注射されます．その場合，乳児では大腿四頭筋が最も筋肉容積が大きい筋なので，「大腿前外側部」が接種部位として推奨されています[2]（p.51 ❷b 参照）．また本部位（大腿前外側部）は，欧米での皮下接種に用いられることもあります．

　同一の四肢に2本以上のワクチンを注射する際は，何cm以上間隔を開ければよいのでしょうか？わが国には明文化されたものがありませんが，米国では1〜2 inch（1 inchは2.54 cm）間隔を開ければよいとされています[2]．

どうして「同時接種」が必要？

　すべての予防接種は，"接種可能な月齢に達したら，なるべく早い時期に接種を行うこと"が基本であり，世界保健機関（World Health Organization：WHO）も提唱しています．そしてこれは，途上国・先進国を問わず世界中で適用されるべき大切な指針です．なぜなら，"予防手段であるワクチンは，個

コラム① 「同時接種」と「同日接種」

わが国の予防接種はかかりつけ医による個別接種を原則としていますが，さまざまな事情により一部では集団接種が行われています．以下に紹介する事例では集団接種の例として DPT があげられていますが，実際は BCG やかつての経口生ポリオワクチンなどの場合が多いと思われます．集団接種で1つのワクチンを接種，そして同じ日に別の医療機関で他のワクチンを接種する「同日接種」は，「同時接種」とみなされないという見解が 2011 年に Hib や小児用肺炎球菌ワクチンの公費助成が始まった際に厚生労働省により作成された Q＆A に示されています．

Q1 DPT を集団接種で実施している場合，午前中に Hib・小児用肺炎球菌を受け，午後に DPT を接種するというような同日接種は認められないのでしょうか．

- このようなケースは同時接種には当たらないため，不活化ワクチンである Hib・小児用肺炎球菌ワクチン接種後，6日以上後に DPT を接種するようにしてください．

（厚生労働省．資料6 質疑応答集 健康被害〈平成 23 年 1 月 18 日〉http://www.mhlw.go.jp/bunya/kenkou/other/dl/101209j.pdf）

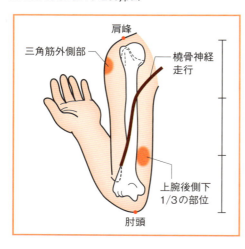

❶皮下注射の接種部位
上腕への接種に際しては，橈骨神経の走行に注意する．上腕伸側（上腕後側）のおおよそ 1/3 の部位，あるいは三角筋外側部が皮下接種の部位として適切である．
（予防接種リサーチセンター「予防接種ガイドライン」2015 年版をもとに作成）

体が感染を被る前に接種されてこそ意義をもつ"からです．

　たとえば，百日咳や Hib 髄膜炎・肺炎球菌髄膜炎は，乳児など低年齢児がかかることが多く，同時に重症化のリスクも高くなるからです．わが国のワク

❷乳児期に防ぎたい病気とそのワクチンの接種開始時期

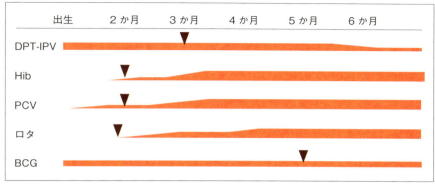

■ 罹患や重症化の多い月齢　▼予防接種開始月齢

チンの接種開始月齢を，そのワクチンで予防する病気に子どもたちがかかりやすい，あるいは重症化しやすい期間とともに❷に示しました．これをみれば，なるべく早い時期にできるだけ多くの病気に対する免疫をつけてあげたいと考えるのが自然で，同時接種の必要性が理解できます．

同時接種の利点

同時接種することの利点は，❸のようにまとめることができます．

●複数の疾患に対する免疫を早くつける

予防接種の始まる乳児期は，先に述べたように各種感染症にかかりやすい時期です．また，乳幼児は重症化の危険性も高いです．これら疾患に対して一つひとつ免疫をつけていくのも一つの方法ですが，免疫をつける前にかかってしまう可能性もあります．同時接種を行えば，一度に複数の疾患に対する免疫をつけることができ，早期に多種類の病気に対する抵抗力が備わります．

●受診回数を減らすことで負担軽減

一度の受診で複数のワクチンを接種することができるので，児や家族の来院の負担を軽減することができます．

●基礎疾患を有する児への対応

基礎疾患のある子どもたちは，当日の体調によっては副反応への懸念から接

❸ 同時接種の利点

- 複数の疾患に対する免疫を早くつける
  ➡ 病気にかかる前に予防する
- 受診回数を減らすことで負担軽減
- 基礎疾患を有する児への対応
  ➡ 体調の良い時期を見計らって複数の免疫をつける

❹ 同時接種の懸念事項

- 有効性が劣ることはないのか
- 安全性への懸念
  ➡ 副反応の程度や頻度を増強しないか
- 因果関係判定に関して複雑な考察が必要となる可能性
  ➡ 単独接種のほうが，偶発的な有害事象を含めて，ワクチンが原因かどうかを明確に議論できる

種を見合わせる機会がしばしばあります．その一方で，感染症にかかってしまうと重症化する可能性が高くなります．副反応に十分注意して接種すべき対象ではありますが，体調の良い時期を見計らって，同時接種により複数の免疫をつけることができるのは利点です．

同時接種の懸念事項

かつて日本では同時接種は通常は行われていませんでした．複数のワクチンを同時に接種するに際して懸念される事項は❹のようなものが考えられます．

●有効性が劣ることはないのか

1つずつ単独接種する場合と同時接種する場合とで，有効性に違いがないかが気になります．なぜなら，せっかく接種するワクチンはその効果が十分に発揮できてこそ有用だからです．同時接種することにより獲得できる免疫の程度や質が低下するようなら，良い方法とはいえません．本件に関しては，海外での各種検討により，同時接種をしても有効性の点で単独接種した場合と比べて劣ることはないことが報告されており，また同時接種できないワクチンの組み合わせもありません[2-5]．

●安全性への懸念

同時接種により副反応の程度や頻度が増強しないかということも，しばしば心配されます．同時接種は，単独接種に比べて，発熱や接種局所の発赤などの軽い副反応が起こりやすいという研究報告はありますが，両群で差がないという報告もあります．また，同時接種により重篤な副反応が起こりやすくなると

> **コラム❷ 健康被害救済**
>
> 　法律的な保護がより手厚い定期接種と，そうではない任意接種のワクチンを同時接種した後に健康被害が発生した際に，どちらの規定に基づいて国の対応が成されるのでしょうか．その具体的な指針や過去の判例が明示されていないと心配する声は以前からありました．明文化した規定はいまだ示されてはいませんが，2011年にHibや小児用肺炎球菌ワクチンの公費助成が始まった際に厚生労働省により作成されたQ＆Aには，次のような内容が掲載されています．ちょっと安心することができる資料です．

Q2 定期接種の対象ワクチンとそれ以外のワクチンとを同時に接種した場合の健康被害救済制度はどのような取り扱いとなるのか．

- 基本的には，その健康被害の原因となったワクチンにかかわる制度・保険の適用を受けるのが原則です．
- 同時接種の場合，予防接種による被害であるものの，いずれのワクチンが原因かの明確な判断が困難な場合もあり，そのような場合は，両方のワクチンによるものと判断されることも想定されます．
- このような場合は，予防接種法による救済（定期接種）と，民間保険の救済の適用を受けることが想定されます．

（厚生労働省．資料6　質疑応答集　健康被害〈平成23年1月18日〉http://www.mhlw.go.jp/bunya/kenkou/other/dl/101209j.pdf）

は考えられていません．総合的に考えて，安全性に関しても現状において同時接種は単独接種と同等とされています[2-6]．

●因果関係判定に関して複雑な考察が必要となる可能性

　接種後に起こる有害事象は，予防接種による副反応以外に，たまたまその時期に偶発的に発生するものもあります．複数ワクチンの同時接種後であると，因果関係の判定に関して複雑な考察が必要となる可能性があります．単独接種のほうが，そのワクチンにより起こったものかどうかをより明確に議論できると考える人は多いでしょう．たとえば，定期接種と任意接種のワクチンを同時接種して重篤な有害事象が発生した場合，その対処の具体的な指針や過去の判例が明示されていないと心配する声もあります（**コラム❷**）．

MORE ABOUT
Hibワクチンと小児用肺炎球菌ワクチンの一時的な接種見合わせ（2011年3月）[6]

　2011年3月4日，Hibや小児用肺炎球菌などのワクチン同時接種後の死亡症例報告を受けて，厚生労働省がこれらワクチンの接種一時的見合わせを決定しました．しかしその後，死亡と接種の因果関係について，専門家を含むメンバーによる検討が重ねて行われ，剖検所見も含めて死亡症例と両ワクチンの間には直接的な明確な因果関係は認められないと判断されました．また，接種後に発生した突然死の頻度は，両ワクチンとも対10万接種あたり0.1〜0.2程度であり，海外での頻度との間に大きな隔たりはなく，乳児突然死症候群（sudden infant death syndrome：SIDS）などの紛れ込み有害事象を含めた頻度と考えられました．さらに，ワクチン製剤の検定結果や安全性にも問題はありませんでした．

　これら結果に基づき，Hibと小児用肺炎球菌ワクチンの接種は4月1日から再開されました．同時接種についても，とくに問題となる安全上の懸念は認められず，単独接種も選択肢として考慮することは必要としたうえで，基礎疾患を有する児も含めて，患児の状態を確認して実施することが可能と判断されました．

　以上から，髄膜炎などの重症感染症予防のためには，ワクチンによる予防が大切であることが再確認されたわけです．ワクチン予防可能疾患（VPD）に対しては，しっかりと予防接種を心がけたいものです．

● 文献
1) 予防接種ガイドライン等検討委員会監．予防接種ガイドライン2015年度版．東京：予防接種リサーチセンター；2015年4月．
2) CDC. Epidemiology and Prevention of Vaccine-Preventable Diseases. The Pink Book: Course Textbook. 12th ed. Atlanta：April 2011.
http://www.cdc.gov/vaccines/pubs/pinkbook/index.html
3) CDC. Recommendation of the Immunization Practices Advisory Committee. New Recommended Schedule for Active Immunization of Normal Infants and Children. MMWR；1986；35（37）：577-9.
http://www.cdc.gov/mmwr/preview/mmwrhtml/00000805.htm
4) CDC. General Recommendations on Immunization Recommendations of the Advisory Committee on Immunization Practices（ACIP）．MMWR 43（No.RR-1）．1994.
http://www.cdc.gov/mmwr/PDF/rr/rr4301.pdf
5) CDC. Recommendations of the Advisory Committee on Immunization Practices（ACIP）and the American Academy of Family Physicians（AAFP）．MMWR 51（RR-2）．2002.
http://www.cdc.gov/mmwr/PDF/rr/rr5102.pdf
6) 厚生労働省ホームページ「ワクチン接種緊急促進事業について」
http://www.mhlw.go.jp/bunya/kenkou/kekkaku-kansenshou28/index.html

併用薬剤に関する注意事項

併用薬剤とワクチン

　予防接種の対象者が，①何らかの薬剤を使用中の場合，②過去に使用した場合，③接種後に使用する場合には留意しておかなければならない事項があります（❶）．

　抗菌薬，鎮咳薬，抗ヒスタミン薬，鎮痛薬などについては，ワクチンの接種に関してとくに制限事項はありません．これらの薬剤を使用する原因となった基礎疾患や罹患中の疾患に対する注意（p.57，58，65～77参照）は必要ですが，薬剤が薬理学的に予防接種の支障になるとは考えられていません．ただし，解熱鎮痛薬の投与によりワクチンの免疫原性が低下したという海外の研究報告[1]があります．

　副腎皮質ステロイド薬，免疫抑制薬，免疫グロブリン製剤，血液製剤など，宿主の免疫応答に影響する薬剤については，ワクチンの接種時のみならず，接種前後一定期間は留意事項があります．また，これらの薬剤を使用する原因となった基礎疾患や罹患中の疾患に対する注意（p.57，58，65～77参照）も併せて必要となります．

❶ワクチン接種時の併用薬剤に関する注意事項

抗菌薬，鎮咳薬，抗ヒスタミン薬，鎮痛薬など
・ワクチンの接種に際して，原則として制約事項はない＊
・薬剤を使用する原因となった基礎疾患や罹患中の疾患に対する注意は必要
副腎皮質ステロイド薬，免疫抑制薬，免疫グロブリン製剤，血液製剤など（宿主の免疫応答に影響する薬剤）
・ワクチン接種時のみならず，接種前後一定期間は留意事項がある
・薬剤を使用する原因となった基礎疾患や罹患中の疾患に対する注意も必要

＊ただし，解熱鎮痛薬の投与によりワクチンの免疫原性が低下したという海外の研究報告[1]がある．

宿主の免疫応答に影響する薬剤を使用している場合，予防接種に関する留意事項は次の2点です．①ワクチンの免疫原性が低下する可能性すなわち有効性に関する事項，②副反応の程度や頻度が増す可能性すなわち安全性に関する事項です．

有効性と安全性への影響

●併用薬剤が有効性に及ぼす影響

　副腎皮質ステロイド薬や免疫抑制薬は，ワクチン接種後に起こる生体の免疫反応を減弱させる可能性があります．したがって，これら薬剤によりワクチンの免疫原性が低下することがあります．各種ワクチンの免疫を付与する機序により程度の違いはありますが，免疫原性を低下させることについては，不活化ワクチンと生ワクチンの双方に共通です．

　免疫グロブリン製剤や血液製剤は，薬剤に含まれる抗体成分が，生ワクチン弱毒株を中和し免疫原性を失わせます．接種に際して，免疫グロブリン製剤や血液製剤との間隔を注意しなければならないのは，麻疹や風疹など注射により投与するウイルス生ワクチンです．OPV やロタウイルスワクチンなど経口投与の生ワクチンは，世界的に免疫グロブリン製剤や血液製剤との投与間隔に制限はありません．

●併用薬剤が安全性に及ぼす影響

　副腎皮質ステロイド薬や免疫抑制薬の投与は，生ワクチンの安全性に影響を及ぼします．生ワクチンの成分は弱毒化された病原体ですが，個体の免疫応答が減弱していると，体内で増殖して病原性を発揮する場合があります．通常は，生ワクチンは免疫能が低下した者には接種しません．

個々の薬剤について

●副腎皮質ステロイド薬や免疫抑制薬

　副腎皮質ステロイド薬や免疫抑制薬を投与されている者に対しては，通常生ワクチンは接種しません．接種を行う場合は，個々の症例において，有効性と安全性を勘案して判断することになり，十分な説明と同意が必要です．

不活化ワクチンについては，安全性に関して大きな懸念事項はないと考えられますが，有効性が低い可能性があり，やはり個々の症例において判断が必要となります．

副腎皮質ステロイド薬や免疫抑制薬であっても，吸入薬や外用薬については，通常の治療として用いる範囲であれば，ワクチン接種に関してとくに制限はありません．

●免疫グロブリン製剤や血液製剤

麻疹風疹混合（MR），水痘，おたふくかぜなどわが国の生ワクチン添付文

❷生ワクチンと免疫グロブリン製剤，血液製剤の接種間隔（わが国の規定）

免疫グロブリン製剤，血液製剤の投与後
⇒　生ワクチン接種まで3か月以上の間隔をあける
免疫グロブリン製剤200mg/kg以上の投与後
⇒　生ワクチン接種まで6か月以上の間隔をあける*
生ワクチン接種後14日以内に免疫グロブリン製剤を投与した場合
⇒　当該ワクチンの再接種を行う（必要な間隔をあけて）

*感染の危険性が低い場合には11か月以上の間隔をあける．　　　　　（各種ワクチン添付文書より）

❸免疫グロブリン，血液製剤とワクチンの投与時期

a．同時に投与

製剤	可否
免疫グロブリン，血液製剤と不活化ワクチン	可能（異なる接種部位へ）
免疫グロブリン，血液製剤と生ワクチン	不可

b．異なる機会に投与

最初に投与する製剤	後に投与する製剤	あけるべき間隔
免疫グロブリン，血液製剤	不活化ワクチン	とくに制限なし
不活化ワクチン	免疫グロブリン，血液製剤	とくに制限なし
免疫グロブリン，血液製剤	生ワクチン	免疫グロブリン，血液製剤の種類と量による*
生ワクチン	免疫グロブリン，血液製剤	2週間*

*経口生，経鼻インフルエンザ，黄熱，帯状疱疹ワクチンはとくに間隔に制限なし．

(Kroger AT, et al. 2013[2])

書の記載によれば，❷に示すような間隔をあけることが規定されています．

　免疫グロブリン製剤・血液製剤と生・不活化ワクチンの投与時期の規定に関する記載を，海外の文献[2]から引用して❸に示します．

　製剤の種類と投与量による，免疫グロブリン製剤・血液製剤など抗体成分含有製剤接種後に生ワクチン接種まであけるべき間隔の規定に関する記載を，海外の文献[2,3]から引用して❹に示します．

　抗RSウイルスモノクローナル抗体パリビズマブ（シナジス®）は，ワクチ

❹血液製剤，免疫グロブリン製剤と生ワクチンの投与間隔

製剤	投与量	製剤→ワクチンの間隔
洗浄赤血球	10 mL/kg（僅量 IgG/kg）iv	制限なし
アデニン・生理食塩水加赤血球	10 mL/kg（10 mg IgG/kg）iv	3か月
濃厚赤血球（Ht 65%）	10 mL/kg（60 mg IgG/kg）iv	6か月
全血製剤（Ht 35〜50%）	10 mL/kg（80〜100 mg IgG/kg）iv	6か月
血漿/血小板製剤	10 mL/kg（160 mg IgG/kg）iv	7か月
IGIV　補充療法	300〜400 mg/kg iv	8か月
IGIV　ITP治療	400 mg/kg iv	8か月
IGIV　ITP治療	1,000 mg/kg iv	10か月
IGIV　川崎病治療	2,000 mg/kg iv	11か月
IGIV　水痘曝露後	400 mg/kg iv	8か月
ボツリヌスIG	1.5 mL/kg（75 mg IgG/kg）iv	6か月
破傷風TIG	250 U/kg（10 mg IgG/kg）im	3か月
A型肝炎IG　接触感染予防	0.02 mL/kg（3.3 mg IgG/kg）im	3か月
A型肝炎IG　海外渡航	0.06 mL/kg（10 mg IgG/kg）im	3か月
B型肝炎HBIG	0.06 mL/kg（10 mg IG/kg）im	3か月
狂犬病RIG	20 IU/kg（22 mg IG/kg）im	4か月
水痘VZIG	125 U/10 kg（60〜200 mg IgG/kg）im，最大625 U	5か月
麻疹IG　通常の予防	0.25 mL/kg（40 mg IgG/kg）im	5か月
麻疹IG　免疫不全者	0.5 mL/kg（80 mg IgG/kg）im	6か月
CMV　IGIV	150 mg/kg　最大 iv	6か月
パリビズマブ（シナジス®）	15 mg/kg　im	制限なし

iv：静注，im：筋注．

（Kroger AT. 2013[2]；CDC. 2012[3]）

ン接種との間隔にとくに制限はありません．

✎ ひとくちメモ　解熱鎮痛薬がワクチンの免疫原性に及ぼす影響

- 解熱鎮痛薬の投与がワクチンの免疫原性を低下させたという海外の研究報告[1]があります．

研究デザイン：ワクチン接種後の発熱や熱性けいれんに対する危惧を軽減させる目的で，解熱鎮痛薬の予防投与が行われることがあります．その影響について検討されました．

接種ワクチン：DPT-IPV-B 型肝炎混合ワクチン，インフルエンザ菌プロテイン D 結合型肺炎球菌ワクチン，ヒト弱毒ロタウイルスワクチンの同時接種．

使用した解熱鎮痛薬：ワクチン接種後 24 時間以内に 6～8 時間間隔でアセトアミノフェンを 3 回投与された群（226 例）とアセトアミノフェン非投与群（233 例）で比較．ランダム化比較対照試験．

結果：接種後に 38℃ を超える発熱を認めた小児の数は，予防投与群では非投与群と比べて少なく（初回免疫 42％対 66％，追加免疫 36％対 58％），一方，接種後の抗体価幾何平均値（geometric mean concentrations；GMCs）については，アセトアミノフェンの予防投与群では非投与群と比べて低値でした．

● **文献**
1) Prymula R, et al. Effect of prophylactic paracetamol administration at time of vaccination on febrile reactions and antibody responses in children: two open-label, randomised controlled trials. Lancet 2009；374：1339-50.
2) Kroger AT, et al. General immunization practices. In：Plotkin SA, et al. ed. Vaccines. 6th ed. Philadelphia：Saunders；2013. p.88-112.
3) CDC. General Recommendations on Immunization. Epidemiology and Prevention of Vaccine-Preventable Diseases. The Pink Book：Course Textbook. 12th ed. 2012. p.9-30.
http://www.cdc.gov/vaccines/pubs/pinkbook/genrec.html

皮下注射と筋肉内注射

日本の接種経路の現状

●海外との違い

　米国では，各種ワクチンの接種経路は❶のように規定されています[1,2]．大まかに分類すると，注射用生ワクチンは皮下注射，不活化ワクチンは筋肉内注射です．成書によれば[1,3]，推奨される接種経路は最大限の免疫原性と安全性に基づいて定められたものであり，アジュバント含有不活化ワクチンは皮下注射すると局所反応が目立つこと，B型肝炎ワクチンや狂犬病ワクチンは皮下注射した場合には筋肉内注射よりも免疫原性が劣るという研究報告があることなどを紹介しています．

　一方，わが国では小児のワクチンで筋肉内注射するものは少数です．A型肝炎ワクチン（皮下でも可），4価髄膜炎菌結合型ワクチン，10価肺炎球菌結合型ワクチン，HPVワクチン，10歳以上のB型肝炎ワクチン（皮下でも可）は筋肉内注射しますが，ほとんどのワクチンは皮下注射です．ただし，最近承認されたワクチンでは筋肉内注射するものが目立ちます．

●日本で皮下注射が推奨される歴史と背景

　かつて1970年代に，小児の大腿へ筋肉内注射を反復することにより，大腿四頭筋拘縮症が多く報告され社会問題となりました[4-6]．ただし，その原因となった注射製剤はワクチンではなく，接種量が多く，筋肉組織へのダメージも大きかった抗菌薬や解熱薬の筋肉内注射であったと推測されます．日本小児科学会は，医原性の筋拘縮症の大発生を反省し，小児の筋肉内注射は極力避けるように提言してきました．そして，やむをえず筋肉内注射が必要な場合は，大腿前外側部が選択すべき接種部位であることも併せて述べています[5,6]．

　ワクチンの領域で海外では標準的に行われている筋肉接種を導入するためには，その必要性と安全性に関する関係者間の共通認識が必要です．かつての大

❶ 米国で承認されているワクチンとその接種経路

ワクチン種類	接種経路
BCG	皮内（好まれる）あるいは皮下
DT, Td（ジフテリアトキソイド・破傷風トキソイド混合）	筋肉内
DTaP（ジフテリアトキソイド・破傷風トキソイド・無細胞百日咳混合）	筋肉内
DTaP-IPV（ジフテリアトキソイド・破傷風トキソイド・無細胞百日咳・不活化ポリオ混合）	筋肉内
DTaP-IPV/Hib*	筋肉内
A型肝炎	筋肉内
B型肝炎	筋肉内
A型肝炎・B型肝炎混合	筋肉内
Hib	筋肉内
Hib・B型肝炎混合	筋肉内
ヒトパピローマウイルス（2価，4価）	筋肉内
インフルエンザ不活化	筋肉内
インフルエンザ弱毒生	経鼻
日本脳炎	皮下あるいは筋肉内
髄膜炎菌多糖体	皮下
髄膜炎菌結合型	筋肉内
MMR（麻疹・ムンプス・風疹混合）	皮下
MMRV（麻疹・ムンプス・風疹・水痘混合）	皮下
肺炎球菌多糖体	筋肉内あるいは皮下
肺炎球菌結合型	筋肉内
IPV（不活化ポリオ）	皮下あるいは筋肉内
狂犬病	筋肉内
ロタウイルス（1価，5価）	経口
Tdap	筋肉内
破傷風トキソイド	筋肉内
腸チフス多糖体	筋肉内
腸チフス弱毒生	経口
水痘	皮下
帯状疱疹	皮下
黄熱	皮下

*DTaP-IPV を Hib で溶解して使用する5種混合ワクチン．

（AAP．2012[1]；中野貴司．2013[2]）

腿四頭筋拘縮症は，接種直後でなく数年以上を経て機能障害に気づかれたケースも多いといわれています．

長年にわたって皮下接種が行われてきたわが国のワクチンについて，現状で筋肉内注射に関するデータは入手困難ですが，RSウイルスによる下気道疾患の予防に用いられるモノクローナル抗体製剤のパリビズマブについては6年間の追跡調査が平成22年6月に終了しました[7]．筋注製剤を反復使用後6年間，年1回追跡調査を実施し，筋拘縮症の有無を調査した成績です．追跡調査できた症例数は，1年目311例，2年目249例，3年目203例，4年目133例，5年目100例，6年目75例でしたが，筋拘縮症の発現は認められませんでした[7]．

皮下注射と筋肉内注射

●接種手技と接種部位（❷）

皮下注射は，皮膚と皮下組織をつまみあげて約45°の角度で注射針を穿刺します．用いる注射針は，23～25Gの太さで，5/8 inch（約16 mm）の長さが適切とされています[1]．接種部位としては，上腕伸側あるいは大腿前外側部が用いられます[1,3]．

一方，筋肉内注射では，注射針は約90°の角度で穿刺します．適切な注射針の長さは年齢により異なります（❸）[1,2]．接種部位としては，筋肉容積が十分に大きい部位を用いるべきであり，1歳未満の児では大腿前外側部に存在する外側広筋（vastus lateralis muscle，大腿四頭筋の四頭の筋肉の一つ）の中央1/3が適切な接種部位で，年長児では上腕の三角筋外側中央部にも接種可能です[1,3]．

殿部の上外側部は，①皮下脂肪に覆われていること，②坐骨神経が近傍を走行し注射針による神経損傷の可能性があること，の2つの理由により接種部位として用いるべきではありません[1,3]．

●筋肉内注射に伴う合併症

筋肉内注射に伴う合併症は一般にはまれとされますが，筋拘縮，神経損傷，細菌の二次感染などが記載されています[1]．血小板低下や出血傾向のある者では，血腫の形成など出血に伴う合併症に注意が必要です．また，非常にまれな

❷a 小児に対する皮下注射部位

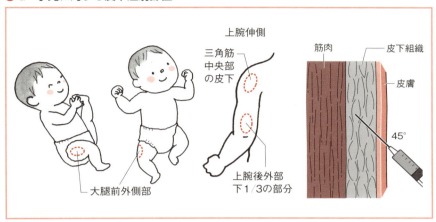

❷b 小児に対する筋肉内注射部位（米国）

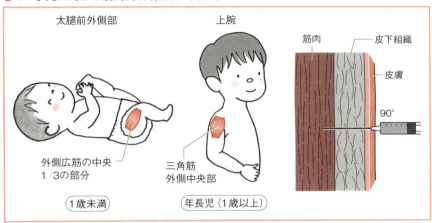

殿筋は容積が小さく，脂肪組織や神経組織が多く，小児の筋肉注射部位には適していない．
(CDC，AAP，その他の資料より)

疾患ですが，進行性骨化性線維異形成症（fibrodysplasia ossificans progressiva：FOP）の患者には筋肉内注射は絶対的禁忌です[8,9]．

❸米国での筋肉内注射に用いる注射針の長さと接種部位（年齢別）

年齢区分	針の長さ	推奨される接種部位
新生児（生後1か月未満）	5/8 inch（16 mm）	大腿前外側部
乳児（生後1か月以上12か月未満）	1 inch（25 mm）	大腿前外側部
幼児〜年長児	5/8〜1 inch（16〜25 mm）	上腕三角筋部
	1〜1.25 inch（25〜32 mm）	大腿前外側部
成人		
体重60 kg未満（男女とも）	1 inch（25 mm）*	上腕三角筋部
体重60〜70 kg（男女とも）	1 inch（25 mm）	上腕三角筋部
体重70〜90 kg（女性）	1〜1.5 inch（25〜38 mm）	上腕三角筋部
体重70〜118 kg（男性）	1〜1.5 inch（25〜38 mm）	上腕三角筋部
体重90 kg超（女性）	1.5 inch（38 mm）	上腕三角筋部
体重118 kg超（男性）	1.5 inch（38 mm）	上腕三角筋部

*体重60 kg未満の成人での筋肉内注射の注射針は5/8 inch（16 mm）が適切という意見もある．
（AAP．2012[1]；中野貴司．2013[2]）

コラム① 進行性骨化性線維異形成症

　進行性骨化性線維異形成症（fibrodysplasia ossificans progressiva：FOP）は結合組織を病変とするまれな遺伝子疾患で，発症率は200万人に1人．2006年4月に原因遺伝子が発見され，2007年3月厚生労働省の第4回特定疾患対策懇談会において難病認定されました．

　筋肉，腱，靭帯において硬化した骨組織が増殖し，病状が進行すると日常生活が困難となり，呼吸不全をきたし生命に関わります．症状の初発は10歳以前が多く，40歳以上の生存はまれとされています．診断は困難で，最初は悪性腫瘍と誤って診断されることもあります．生検や手術は病状の進行を速め，増悪させることになります．高い場所からの飛び降り，打撲，関節を過度に曲げるなどは，骨組織を増殖させる原因となります．腰椎穿刺も禁忌です．

　本疾患の者に対しては，筋肉内注射は絶対的禁忌です．しかし，皮下注射は可能であり，疾患予防のためにワクチンは推奨されています[8]．

●文献

1) AAP. Active Immunization. In: Pickering LK, et al, eds. Red Book：2012 Report of the Committee on Infectious Diseases. 29th ed. Elk Grove Villlage, USA：2012. p.11-56.
2) 中野貴司．同時接種・筋肉注射・接種間隔・混合ワクチン等—これからの予防接種．小児科 2013；54：1651-60.
3) CDC. Epidemiology and Prevention of Vaccine-Preventable Diseases. The Pink Book: Course Textbook. 12th ed. Atlanta：May 2012.
   http://www.cdc.gov/vaccines/pubs/pinkbook/index.html
4) 日本小児科学会筋拘縮症委員会．筋拘縮症に関する報告書．日児誌 1983；87：1067-105.
5) 草川三治（日本小児科学会会長）．新生児に対する筋肉注射について（日本小児科学会新生児委員会の「新生児に対する筋肉注射に関する参考意見」の呈示）．1986 年 2 月．
6) 小池通夫．新生児への筋肉注射は大腿前面中央やや外側にすること，臀部の上外側部は小児には使ってはならぬこと．日児誌（論壇）2003；107：689-91.
7) アボットジャパン．シナジス®筋注用 50mg, 100mg 使用成績調査．
8) 神薗淳司．FOP 患者に対するワクチン接種と課題．厚生労働省・難治性疾患克服研究事業「FOP に関する調査研究班」FOP Newsletter. Vol.2, No.2：2011 年 2 月．
9) Thickman D, et al. Fibrodysplasia Ossificans Progressiva. AJR 1982；139：935-41.

ガーナでの国際医療協力と予防接種

　2年間の派遣予定でガーナ共和国野口記念医学研究所プロジェクトへ私が出発したのは，医師になって3年半ほど経った28歳の冬でした（1987年）．一般小児科研修さえ十分に修了していない時点での海外長期滞在でしたが，2年間のアフリカ大陸での暮らしは，日常業務の枠を超えて，私にとってひときわ大きな意味をもつ出会いとなりました．

　ガーナでの任務は疫学調査と技術指導でしたが，マラリア，赤痢，腸チフス，ポリオなど日本ではまれな疾患に遭遇しながら，予防接種や保健医療活動に携わりました．

　途上国で特に多くの人びとの生命を脅かすのは感染症ですが，幼い子どもたちが次々と命を失っていく現実は，駆け出しの小児科医であった私には衝撃的でした．

　あの当時，ガーナで保健医療にじかに触れることがなかったら，「予防接種で感染症から子どもたちを守る」という今の思いはなかったかもしれません．健康を守るための大切な手段であるワクチンを，これからも地球の未来のために有効に活用してゆきたいと思います．

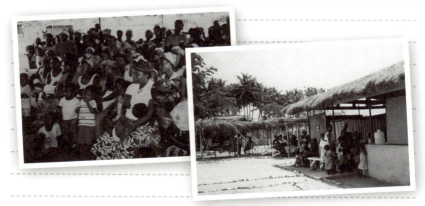

フィールドワークの一環として，ガーナ保健省やWHO・ユニセフと協力の下，麻疹ワクチンをアイスボックスに詰めて村々をまわったところ，短期間で患者の発生が0になることも経験した．（写真：筆者撮影）

Part 2

接種の実際

接種の実施

はじめに

　1994年度の予防接種法改定により,「法律に基づいて実施される予防接種」は「義務接種」から「勧奨接種」の扱いへと変更されました．それまでは，法律に基づいたワクチンは「接種を受けなければならない」という位置づけであったのが,「受けるように努める」という努力義務となり，接種に際し「個人の意思」が反映されるようになりました．

　本改定に際しては,「より有効かつ安全な予防接種体制の整備」が主要事項にあげられました．そのために実施された具体策は「個別接種の推進」です．かかりつけ医が問診や診察を行えば，接種当日の児の健康状態の把握，当該ワクチン接種可否の判定がより正確にできると考えたのです．「法律に基づいて実施される予防接種」については，現場での接種活動に関する解説書「予防接種ガイドライン」初版が1994年度予防接種法改定時に発行され，その後改編・改訂を経て現在に至っています．

　予防接種は最も優れた疾病予防手段の一つですが，当該予防接種により期待できる効果と起こりうる副反応を，接種医も接種を受ける者（その家族）も十分に熟知したうえで実施するべきものです．また，有効で安全な予防接種を実践するためには，接種技術の熟練はもちろんのこと，生物学的製剤であるワクチンの保管や運搬時の温度管理などの品質管理，使用後の適切な廃棄も大切です．

接種の手順

●予診

　接種するワクチンに関する説明書などを用いて，保護者や本人が予防接種の効果，副反応，必要性などを理解しているか問診します．十分に理解できるま

で，追加説明を行います．

　予診の際に最も大切なことは，被接種者が接種不適当者（❶，コラム❶ 接種不適当者）や接種要注意者（❷，コラム❷ 接種要注意者）に該当しないことを判断するための情報を入手することです．当日の体調，既往歴や基礎疾患，常用薬剤などについて尋ねるわけですが，漏れがないように様式に則った予診票（❸）[1]を活用します．予診票は前もって保護者や本人に記入してもらい，接種前にそれをもとにして予診を行います．

❶接種不適当者*

- 明らかな発熱（通常 37.5℃以上をさす）を呈している者
- 重篤な急性疾患にかかっていることが明らかな者
- 当該ワクチン液の成分により，アナフィラキシーを呈したことが明らかな者
- 麻疹，風疹など生ワクチンの接種対象者では，妊娠していることが明らかな者
- BCG の接種対象者では，外傷などによるケロイドが認められる者
- その他，予防接種を行うことが不適当な状態にある者

*接種を受けることが適当でない者，これらの者に対しては接種を行わない．

コラム❶ 接種不適当者

　「接種不適当者」は，接種を受けることが適当でない者です．❶に記載の各項目に該当する対象者に対しては，接種は行ってはいけません．

　「明らかな発熱」とは，通常 37.5℃以上をさします．検温は接種を行う医療機関で実施し，接種前の対象者の健康状態を把握することが大切です．

　「重篤な急性疾患に罹患している場合」は，病気の進行状況が不明であり，予防接種は行いません．ただし，急性疾患であっても軽症と判断できる場合には接種を行うことができます．

　DPT-IPV や MR ワクチンなど複数回の接種が行われる予防接種で，アナフィラキシーを呈した場合には，それ以降は同じワクチンの接種は行いません．鶏卵や抗菌薬，ゼラチン等にアナフィラキシーの既往がある者に，これらを含有するワクチンの接種を行うときも同様ですが，期待される効果と副反応のリスクに基づいて，接種要注意者（❷，コラム❷）としての対応が考慮される場合もあります．

　一般に生ワクチンは，理論上の胎児への影響を考慮して，全妊娠期間において接種は行いません．また，生ワクチン接種後は 2 か月間の避妊を指示します．

❷ 接種要注意者*

- 心臓血管系疾患，腎臓疾患，肝臓疾患，血液疾患，発育障害などの基礎疾患を有する者
- 前回予防接種後 2 日以内に発熱のみられた者，または全身性発疹などアレルギーを疑う症状を呈したことがある者
- 当該ワクチン液の成分に対して，アレルギーを呈するおそれのある者
- 過去にけいれんの既往がある者
- 過去に免疫不全と診断されている者，先天性免疫不全の家族歴を有する者
- BCG については，結核患者との長期接触など感染の疑いがある者

*接種判断に際して注意を要する者．接種時の健康状態や体質を勘案し接種の可否を判断する．

> **コラム❷ 接種要注意者**
>
> 「接種要注意者」は，接種適否の判断に注意を要する者です．この条件に当てはまる対象者への接種に際しては，そのときの健康状態や体質を勘案して接種の可否を判断します．
>
> ただし，忘れてはならないことは，「接種要注意者」は決して「接種を差し控えるべき場合が多い者」ではありません．たとえば「基礎疾患を有する者」が，もし病気にかかれば重症化する可能性も高くなります．適切な判断により，可能であれば接種を勧めたい対象でもあります．

「法律に基づいて実施される予防接種」は地方自治体ごとに予診票が指定されており，使用ワクチンの間違いを防止する目的で，各ワクチン別に予診票の紙色はワクチンのバイアルキャップ，ラベルの色と統一することが望ましいとされています（❹）[1]．予診票の下段には，医師による接種可否の判断と保護者（本人）が接種に同意するか否かを記載する署名欄があります．また 2005 年 4 月からは個人情報保護法の施行に伴い，予診票が自治体に提出されることへの同意についても記載されました．

予診に際しては，個人のプライバシー保護に注意が必要です．また，予防接種対象者が一般の受診者から感染を被らないよう，接種時間や場所を一般外来とは区別して実施するなどの配慮が望ましいところです．

● 診察

接種を受ける者の体温測定は，接種を行う施設で実施します．37.5℃以上の体温は通常明らかな発熱と考えられるので，その場合は接種を中止します（接

❸ 予防接種予診票の例（乳幼児・小学生対象）

			診察前の体温		度	分
住　所						
受ける人の氏名		男女	生年月日	平成　　年　　月　　日生（満　　歳　　カ月）		
保護者の氏名						

質　問　事　項	回　答　欄		医師記入欄
今日受ける予防接種について市町村から配られている説明書を読みましたか	はい	いいえ	
あなたのお子さんの発育歴についておたずねします			
出生体重（　　　　　）g			
分娩時に異常がありましたか	あった	なかった	
出生後に異常がありましたか	あった	なかった	
乳児健診で異常があるといわれたことがありますか	ある	ない	
今日体に具合の悪いところがありますか 具体的な症状を書いてください（　　　　　　　　　　　）	はい	いいえ	
最近1カ月以内に病気にかかりましたか 　　病名（　　　　　　　　　　　　　　　　　　　）	はい	いいえ	
1カ月以内に家族や遊び仲間に麻しん、風しん、水痘、おたふくかぜなどの病気の方がいましたか（病名　　　　　　　　　　　　　）	はい	いいえ	
生まれてから今までに家族など身のまわりに結核にかかった方がいましたか	はい	いいえ	
1カ月以内に予防接種を受けましたか 　　予防接種の種類（　　　　　　　　　　　　　　）	はい	いいえ	
生まれてから今までに先天性異常、心臓、腎臓、肝臓、脳神経、免疫不全症その他の病気にかかり、医師の診察を受けていますか　病名（　　　　　　　）	はい	いいえ	
その病気を診てもらっている医師に今日の予防接種を受けてよいといわれましたか	はい	いいえ	
ひきつけ（けいれん）をおこしたことがありますか　（　　　）歳頃	はい	いいえ	
そのとき熱が出ましたか	はい	いいえ	
薬や食品で皮膚に発疹やじんましんが出たり、体の具合が悪くなったことがありますか	はい	いいえ	
近親者に先天性免疫不全と診断されている方はいますか	はい	いいえ	
これまでに予防接種を受けて具合が悪くなったことはありますか 　　予防接種の種類（　　　　　　　　　　　）	ある	ない	
近親者に予防接種を受けて具合が悪くなった人はいますか	はい	いいえ	
6カ月以内に輸血あるいはガンマグロブリンの注射を受けましたか	はい	いいえ	
今日の予防接種について質問がありますか	はい	いいえ	

医師記入欄
以上の問診及び診察の結果、今日の予防接種は（　実施できる・見合わせた方がよい　）と判断します。
保護者に対して、予防接種の効果、副反応及び予防接種健康被害救済制度について、説明をしました。
　　　　　　　　　　　　医師署名又は記名押印

医師の診察・説明を受け、予防接種の効果や目的、重篤な副反応の可能性、予防接種健康被害救済制度などについて理解した上で、接種することに　（　同意します・同意しません　）※かっこの中のどちらかを○で囲んでください。
この予診票は、予防接種の安全性の確保を目的としています。このことを理解の上、本予診票が市町村に提出されることに同意します。
　　　　　　　　　　　　保護者自署

使用ワクチン名	接種量	実施場所・医師名・接種年月日	
ワクチン名 Lot No. （注）有効期限が切れていないか要確認	※（皮下接種）　　　　　　　　　ml	実施場所　　　　　　医師名 接種年月日　　平　成　　　年　　　月　　　日	

（注）ガンマグロブリンは、血液製剤の一種で、A型肝炎などの感染症の予防目的や重症の感染症の治療目的などで注射されることがあり、この注射を3〜6カ月以内に受けた方は、麻しんなどの予防接種の効果が十分に出ないことがあります。
※BCGの予防接種については、「規定量をBCG用管針を用いて経皮接種」等と記載すること。

接種の実施

❹ワクチンのバイアルキャップ，ラベルの色と
　予診票紙色の統一

ワクチンの種類	色*
BCG	ブルー
DPT-IPV	ベージュ
DPT	黄色
DT	若草色
不活化ポリオ	白色
MR	白茶色
麻疹	オレンジ色
風疹	桃色
Hib	若竹色
肺炎球菌（13価）	青
日本脳炎	藤色
インフルエンザ	水色
ヒトパピローマ（2価）	オレンジ
ヒトパピローマ（4価）	クールグリーン

＊ベージュ（PANTONE Yellow 0131C）
　青（PANTONE295C（PANTONE 色見本帳の色））
　クールグリーン（PANTONE353C（PANTONE 色見本帳の色））

種不適当者，❶，コラム❶)．接種前の診察は，通常は視診と聴診を全員に対して実施します．万全にチェックしても健康被害の発生を完璧に避けることはできませんが，被接種者の体調を確認するために最大限の努力を払うことが医師には求められます．

　医師は予診と診察の結果，必要事項があれば予診票右側の医師記入欄（❸）に記載します．接種要注意者への対応など，とくに接種の可否を判断する根拠となった事項については，記録に残しておくことが望ましいところです．接種の可否について保護者（本人）に説明し，予診票下段医師記入欄の「実施できる」あるいは「見合わせた方がよい」を選択し，医師は直筆で署名します（❸）．ゴム印などで記名した場合は押印します．

　その後保護者（本人）は，「接種に同意する」あるいは「接種に同意しない」のいずれかを選択し，自著署名します（❸）．「接種見合わせ，同意しない」の場合も，予診票は提出します．「接種できる，同意する」の場合，適切な手技に則ってワクチンを接種します．

●接種

1) **手指の清潔**：接種に従事する者は，十分な手洗いや消毒により手指を清潔にします．

2) **ワクチンの確認**：接種するワクチン液の種類，有効期限，外観や内容物の異常がないかを確認します（ワクチン保管上の諸注意については後述）．

3) **消毒**：バイアル入りワクチンは，栓とその周囲をアルコール消毒した後，栓を取り外さずに吸引します．BCGはアンプル製剤なので，開口する部分をあらかじめ消毒してから開けて使用します．

4) **接種法**：①皮下注射・筋肉内注射：わが国ではこれまで皮下注射するワクチンが大多数でしたが，近年は筋肉内注射するワクチンが登場しつつあります．詳細については「皮下注射と筋肉内注射」（p.48）を参照してください．接種前に接種部位をアルコール消毒し，接種に際しては注射針の先端が血管内に入ってないことを確認します．注射液注入後は，接種部にアルコール綿などを押し付けるのみでよく，揉む必要はありません．同一部位への反復接種は避けます．

②経口接種：ロタウイルスワクチンなどの経口接種するワクチンは，経口的に確実に嚥下させます．ワクチン液を嘔吐することを避けるために，内服後30分程度は飲食を控えさせます．

③管針法：BCGは，接種部位（上腕外側のほぼ中央部）をアルコール消毒し乾燥するまで確実に待ちます．これは，滴下する生菌ワクチンの失活を防ぐためです．接種者は，利き手ではない手を用いて接種部位の皮膚を緊張させ，ワクチン懸濁液を上腕外側のほぼ中央部に滴下塗布し，利き手に持つ9本針植付けの経皮用接種針（管針）の鍔で塗り拡げた後に，管針を接種皮膚面に対してほぼ垂直に保ち，押しつけて接種します．管針の円跡が相互に接するように，2か所の接種を行います（「BCGワクチン」❶ p.101参照）．接種後は，ワクチン懸濁液が乾燥するまで，接種部位に接触しないように注意が必要です．

5) **接種後**：接種後は接種部位を清潔に保つ必要がありますが，当日の入浴は接種後1時間程度を経過すれば差し支えありません．過度な運動については，

接種当日は避けることが望ましいでしょう．

● 接種の記録

　接種ワクチン名，ロット番号（正確に記載すれば，メーカー名の確認も可能です），接種量を，実施機関，医師名，接種年月日とともに，予診票と母子手帳に記録します．カルテなど医療機関用の記録にも，同様の内容を記載します．副反応が出た場合などの対応を考えると，接種部位なども含めて詳しく記載しておくことが望ましいでしょう．予診票への接種可否決定の記載は署名あるいは押印が必要ですが，接種ワクチンの記録欄（❸の予診票サンプルでは最下段）に記載する医師名はゴム印で差し支えありません．

● 副反応の観察

　接種後しばらくは院内で待機させるなど，被接種者の様子を観察できる状況におくことが望ましく，その時間の目安は30分間程度です．これは，アナフィラキシーなど重篤かつ緊急的対応が必要な副反応は，接種直後に出現するからです．迷走神経反射による失神や気分不良も接種直後に起こりますから，転倒などによるけがにも注意するために背もたれのある座位で様子をみるのがよいでしょう．

　保護者や本人に対して，数日あるいは数週間経過してから起こりうる可能性のある副反応についても説明しておきます．

ワクチンの保管

● 保管温度，遮光

　ワクチンは曝露温度による影響を受けやすいので，保管にあたっては指定された条件を守ることが規定されています．また，紫外線には殺微生物作用があり，もともとワクチンは二次包装により光を遮るようになっていますが，遮光にも注意が必要です．各種ワクチンに定められた保管温度を❺に示しました[2]．一般的に液体製剤の不活化ワクチンは，凍結させてはいけません．生ワクチンは凍結可で，保管温度が低いほど安定性は良いのですが，溶解液の破損には注意が必要です．ただし，経口弱毒生ロタウイルスワクチンは凍結禁です．また，ワクチン輸送時にも保管時と同様の温度管理を忘れてはなりません．

●保管設備,温度記録,保管責任者

　冷蔵庫や冷凍庫などの保管設備は,十分な収容能力を有し,清潔に保たれ,自記温度計による保管温度の記録ができることが望ましいところです.また,保管責任者を定めて,毎日定期的に適正な温度が保たれているか確認することが必要です.庫内の温度維持のため,扉開閉回数は最小限とし,かつ迅速に行うべきです.

❺ワクチンの保管温度・貯法・有効期限

不活化ワクチン		
DPT-IPV	遮光し,凍結を避けて,10℃以下	製造日から2年,27か月[*]
DPT	遮光し,凍結を避けて,10℃以下	2年
DT	遮光し,凍結を避けて,10℃以下	2年
インフルエンザ	遮光し,凍結を避けて,10℃以下	1年,製造日から15か月[*]
B型肝炎	遮光し,凍結を避けて,10℃以下	2年
破傷風トキソイド	遮光し,凍結を避けて,10℃以下	2年
肺炎球菌(23価多糖体)	遮光し,凍結を避けて,8℃以下	製造日から2年
肺炎球菌(13価結合型)	凍結を避けて,2〜8℃	製造日から3年
ヒトパピローマ(2価)	遮光し,凍結を避けて,2〜8℃	製造日から4年
ヒトパピローマ(4価)	遮光し,凍結を避けて,2〜8℃	製造日から3年
Hib	遮光し,2〜8℃	製造日から3年
日本脳炎	遮光し,10℃以下	製造日から3年
A型肝炎	遮光し,10℃以下	3年
狂犬病	遮光し,10℃以下	3年
生ワクチン		
MR	遮光し,5℃以下	1年,製造日から1.5年[*]
麻疹	遮光し,5℃以下	1年
風疹	遮光し,5℃以下	2年
水痘	遮光し,5℃以下	2年
ムンプス	遮光し,5℃以下	1年,1.5年[*]
黄熱	遮光し,5℃以下	1年
BCG	10℃以下	2年
ロタウイルス(1価)	遮光し,凍結を避けて,2〜8℃	製造日から3年
ロタウイルス(5価)	遮光し,凍結を避けて,2〜8℃	製造日から2年

[*]メーカーによって異なる.

ワクチンの廃棄

　医療廃棄物は，感染性廃棄物と非感染性廃棄物に分類されます．感染性廃棄物とは，「感染性病原体が含まれる，若しくは付着している廃棄物，またはそのおそれがある廃棄物」です．「廃棄物の処理及び清掃に関する法律（廃棄物処理法）」において「医療機関などから生ずる感染性廃棄物」は，特別管理廃棄物として密閉した容器での収集運搬，感染性を失わせる処分などが処理基準として定められています．実際には処理業者に適正な処理を委託することになるわけですが，自施設内においてもその取り扱いには注意が必要です．

　予防接種時に用いられる器具類は感染性廃棄物に分類されるものが多く，たとえば使用済み注射針はその代表的なものです．注射後接種部位に押し付けたアルコール綿にも血液が付着しています．生ワクチンは，弱毒化されているとはいえ病原微生物がその主成分ですから，感染性廃棄物として扱うべきです．宿主条件や体内への侵入状況によっては，弱毒株でも病原性を発揮することがあります．接種済みのバイアルの残液はもちろんですが，空のバイアルにもワクチン液は付着しており，廃棄方法に気を配ることが必要です．不活化ワクチンには個体への感染性はありませんが，ケミカルハザードとしての問題や，万が一いたずらや悪用されては大変なことになり，期限切れの製剤が出てしまった場合でも薬液入りバイアルのまま放置することは好ましくなく，確実に適切な廃棄を行うべきです．

● 文献
1) 予防接種ガイドライン等検討委員会監．予防接種ガイドライン 2015 年度版．東京：予防接種リサーチセンター；2015 年 4 月．
2) 日本ワクチン産業協会．ワクチンの基礎—ワクチン類の製造から流通まで 2014 年度版．東京：日本ワクチン産業協会；2014 年 8 月．

接種に際しての注意事項

接種要注意者への対応

　「接種要注意者」とは，接種適否の判断に注意を要する者です（「接種の実施」p.56参照）．「接種要注意者」には，何らかの基礎疾患がある者や，アレルギーやけいれん既往のある者が含まれます（「接種の実施」❷ p.58参照）．この条件に当てはまる対象者では，ワクチン接種後にたまたま他の原因による症状が偶発する事例も含めて体調不良をきたす可能性がより高く，接種の適否を判断するに際して慎重な対応が必要です．

　ただし，忘れてはならないことは，「接種要注意者」は決して「接種を差し控えるべき場合が多い者」「接種を差し控えるべきことが望ましい者」ではありません．彼らは，もし病気にかかれば重症化する可能性も高いのです．適切な判断，十分な説明と同意に基づいて，可能であれば接種を勧めたい対象でもあります．

心臓血管系疾患

　予防接種ガイドライン[1]では，2013年3月の日本小児循環器学会の見解として，心臓血管系疾患を有する者に対して原則的には予防接種を行うべきであり，ただし，状況や病態に応じて接種前後に十分な観察と注意が必要としています（❶）．

　また，川崎病による免疫グロブリン製剤治療後や心臓手術後のワクチン接種に際しては，血液製剤投与後の経過期間に注意が必要です（「併用薬剤に関する注意事項」p.43および「併用薬剤に関する注意事項」❷～❹ p.45，46参照）．

　さらに，手術については，全身麻酔・手術侵襲・人工心肺や体外循環装置の使用とワクチン接種時期との兼ね合いを考慮する必要があります．これについては一定の見解は確定していませんが，先天性心疾患の手術や全身麻酔による

❶ 心臓血管系疾患と予防接種

- 心臓血管系疾患を有する者は予防接種要注意者であるが，各種疾患に罹患すると合併症のリスクは高い．副反応に注意しながら，予防接種を推奨したい対象である
- ただし，下記の病態や状況にはとくに留意する
    1. 重篤な心不全があり，循環病態が不安定であれば，予防接種は優先されない場合がある
    2. 低酸素発作を起こしうる児（Fallot四徴症など）では，痛みによる発作の誘発に注意し，低酸素発作に対応できる準備が必要
    3. 心筋炎，心膜炎，川崎病，心内膜炎，リウマチ熱に罹患中の者では病状に十分に注意を払う
    4. 川崎病罹患後や手術後では，血液製剤投与後の期間に注意
    5. 無脾症候群では，肺炎球菌など細菌感染症が重症化するので，ワクチンを推奨
    6. 慢性の心疾患児ではインフルエンザによるリスクが高いので，ワクチンを推奨

❷ 先天性心疾患の手術と予防接種

手術前
生ワクチンは術前4週間，不活化ワクチンは術前2週間は，接種をしない（人工心肺使用の有無にかかわらず）

手術後
人工心肺使用例では術後3か月，非使用例では術後4週間は，ワクチンの接種をしない

*心臓手術は侵襲度が大きいことを考慮して上記の間隔を提案．

❸ 全身麻酔の心臓カテーテル検査と予防接種

検査前
生ワクチンは検査前3週間，不活化ワクチンは検査前2日は，接種をしない

検査後
検査後1週間は，ワクチンの接種をしない

心臓カテーテル検査と予防接種の時期の考え方について，参考文献[2-4]をもとに❷❸に示しました．

腎臓疾患

予防接種ガイドライン[1]では，2013年3月の日本小児腎臓病学会の見解として，腎臓疾患を有する者は感染症に罹患しやすく重症化することが多いため，原則的には予防接種は積極的に行うべきとしています．ただし，状況や病態に応じて接種を控える場合があるとしています（❹）．

小児の腎臓疾患では，ネフローゼ症候群や慢性腎炎で副腎皮質ステロイド薬

❹ 腎臓疾患において予防接種を控えるべき場合

1. プレドニゾロン 2mg/kg/日以上内服中（生ワクチン・不活化ワクチンとも）
2. プレドニゾロンまたは免疫抑制薬内服中（生ワクチン）[*1, *2]
3. 腎臓疾患の急性期
4. その他，医師が不適当と判断したとき

[*1] 生ワクチンのうち水痘ワクチンについては，「免疫抑制薬を使用せず」「プレドニゾロン連日投与 1mg/kg/日（20mg/日）未満，または隔日投与 2mg/kg/日（40mg/日）未満」であれば接種は可能．
[*2] 周囲の感染状況などに応じて医師の判断により接種可能．

や免疫抑制薬が治療に用いられ，免疫抑制状態における予防接種の注意事項（「併用薬剤に関する注意事項」p.43 参照）を考慮する必要があります．また，腎臓移植を予定している患者では移植後には副腎皮質ステロイド薬や免疫抑制薬が使用されるため，移植前に積極的にワクチンで免疫を付与しておくことも推奨されています．ただし，これらの接種要注意者においては，有効性と安全性の両観点から個々のケースに応じて接種の適否を判断する必要があり，2014年10月に発刊された『小児の臓器移植および免疫不全状態における予防接種ガイドライン 2014』[5] などを参考にして対応します．

臓器移植・免疫不全宿主

　近年の医学の進歩に伴い，臓器移植や強力な免疫抑制療法が各種疾患の治療として用いられています．腎臓移植と同様，血液疾患，悪性腫瘍，肝臓疾患，リウマチ性疾患，炎症性腸疾患などの基礎疾患を有する者に対する予防接種の指針が必要な時代となりました．

　予防接種ガイドライン[1] では，2013年3月の日本小児血液・がん学会の見解として，悪性腫瘍患者では完全寛解期に入って，細胞性免疫が回復した時点で接種を行うとしています．そして，維持療法中でも必要性の高い麻疹，水痘などについては，血液検査などにより免疫能チェックを実施し，時期をみて接種を行うことを推奨しています．造血細胞移植の患者に関する指針としては，日本造血細胞移植学会から『造血細胞移植ガイドライン 予防接種』[6] がホーム

ページで公開されています.

　臓器移植患者や免疫不全宿主では，感染症の重症化や罹患による原疾患への悪影響が想定され，積極的な予防を心がけることが大切なのはもちろんですが，免疫低下状態にあるためにワクチンによる効果が十分に期待できなかったり，生ワクチンでは弱毒ワクチン株が病原性を発揮するリスクもあり，接種の適否に関する適切な判断，十分な説明と同意がより重要になります．『小児の臓器移植および免疫不全状態における予防接種ガイドライン 2014』[5]などを参考にして，個々のケースの病状や予防接種の適応をしっかりと検討したうえで対応します．原疾患や治療の影響による続発性免疫不全とあわせて，小児疾患として忘れてはならない原発性免疫不全症の患者への対応も同様です．

HIV 感染者

　予防接種ガイドライン[1]では，2013 年 3 月の日本小児感染症学会の見解として，ヒト免疫不全ウイルス（HIV）および AIDS 患者に対しては，弱毒生ポリオおよび BCG の予防接種を行ってはならないが，DPT-IPV，日本脳炎，インフルエンザなど不活化ワクチンの接種を行うことはできるとしています．麻疹，風疹ワクチンについては，CD4 細胞数など状況に応じて接種を行うとしています．野外株ウイルスに感染して重症化するリスクと，生ワクチン株による副反応のリスクの双方を考慮し，免疫能を評価したうえで接種の適否を判断することになります．

過去にけいれんの既往のある者

　1994 年（平成 6 年）の予防接種法改正までは，けいれん発作後 1 年間は予防接種を行ってはいけないという規定がありました．熱性けいれんやてんかんの児に対して，その病状が安定していても，ワクチンという有効な感染症予防手段を用いることができない不都合な取り決めでした．

　DPT ワクチン接種当日や麻疹含有ワクチン（MMR）接種 1 週間ごろには，発熱に伴うけいれん発作のリスクが増すという米国での報告があります（❺）[7]．ただしこの報告で解析された DPT ワクチンは全菌体型（whole cell）

百日咳ワクチンを含有するDPTワクチン(DwPT)であり，現在日本で使われている無菌体型(acellular)百日咳ワクチンを含有するDPTワクチン(DaPT)よりも発熱の頻度が高かったとされています．麻疹ワクチンの発熱率も，当時の米国と現在の日本の株とでは異なる可能性があります．また，1か月間の観察期間中，無熱性けいれんの頻度増加はありませんでした．

各種ワクチンの接種後に発熱をきたすことは一定頻度で発生し，近年の某シーズンにおいてやはり米国で，13価肺炎球菌結合型ワクチンと不活化インフルエンザワクチンの同時接種を行った当日あるいは翌日に，発熱に伴うけいれんのリスクが増大したという報告があります[8]．しかしこれらの報告において，起こったけいれんの大部分は単純型の熱性けいれんと考えられるものであり，ワクチンが恒久的な脳障害やてんかんの原因となることはほとんどないとされています．

現在は，「過去にけいれんの既往のある者」は「接種要注意者」として取り扱います．発熱時のけいれん対策の備えさえできていれば，現行の予防接種はすべて実施可能です．

●熱性けいれんの既往がある者

予防接種ガイドライン[1]では，2013年3月の日本小児神経学会の見解として，熱性けいれんをもつ小児に対する予防接種基準については❻に示す内容を紹介しています．

現行の予防接種はすべて行うことができますが，接種する場合は保護者に対して，個々の予防接種の有用性，発熱の時期やその頻度などを含む副反応についての十分な説明を行ったうえで同意を取りつけ，けいれん予防を中心とした発熱時の具体的な対策や万一けいれんが出現したときの対策を指導したうえで接種することを求めています．

けいれん予防策として，発熱が予測される予防接種では，発熱が出現しやすい時期に発熱を認めたらジアゼパム坐薬を予防的に投与することを推奨していますが，予防投与の必要性や用法・用量は主治医や接種医の判断により患者ごとに決定されるとしています[1,9]．

また，2015年3月には，日本小児神経学会の監修による『熱性けいれん診

❺ **ワクチン接種後の発熱に伴うけいれん発作のリスクの増大（米国）**

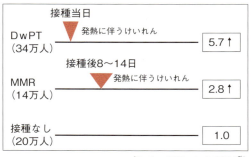

(Barlow WE, et al. 2001[7])）

❻ **熱性けいれんをもつ小児に対する予防接種基準（日本小児神経学会）**

1. 熱性けいれんと診断された場合，最終発作から2〜3か月の観察期間をおき，十分な説明と同意，発熱時のけいれん対策の指導を行ったうえで接種可能
2. 接種を受ける児の状況とワクチン種別により，主治医の判断で2〜3か月より短い期間での接種も可能
3. 長時間のけいれん（15分以上発作が持続）の既往例は，小児科専門医ないし小児神経専門医が診察し，その指示のもとで実施

（予防接種ガイドライン2014年度版[1]; 栗谷豊ほか．2002[9])）

療ガイドライン2015』[10)] が刊行されました．その中には予防接種に関する注意事項も記載されています．

● てんかんの既往がある者

予防接種ガイドライン[1)] では，日本小児神経学会の推薦する予防接種基準として，❼に示す内容を紹介しています．

てんかんをもつ小児は，感染症に自然罹患することにより，発熱などによるけいれん発作再燃や発作重積などのリスクがある一方で，てんかんという基礎疾患があるために予防接種の機会を逸する場合も多く，患児が集団生活を行ううえで支障をきたすことがあります．❼に示す接種基準は，てんかんをもつ小児を感染症から守り，良好な日常生活を送るため，安全に予防接種が受けられることを配慮したものです[1)]．

重症心身障害児（者）

予防接種ガイドライン[1)] では，日本小児神経学会の推薦する予防接種基準として，❽に示す内容を紹介しています．

❼ **てんかんの既往がある小児に対する予防接種基準（日本小児神経学会）**

1. コントロールが良好なてんかんでは，最終発作から2〜3か月経過し，体調が安定していれば，現行のすべてのワクチンの接種が可能
2. 乳幼児の無熱性けいれんで観察期間が短い場合でも，良性乳児けいれんや軽症胃腸炎に伴うけいれんに属するものは1の基準で接種可能
3. 1と2以外のてんかんをもつ小児でも，その発作状況がよく確認されており，病状と体調が安定していれば，主治医や接種医が適切と判断した時期にすべてのワクチンの接種が可能
4. 乳児重症ミオクロニーてんかん（Dravet症候群）など発熱によってけいれん発作が誘発されやすい患児では，発熱した場合の発作予防策と万一発作時の対策を個別に設定・指導しておく
5. ACTH療法後は6か月以上間隔をあけて接種．ただし，個々の免疫抑制状態やワクチンで期待できる効果や副反応のリスクに基づき，この期間は変更可能
6. 免疫グロブリン製剤大量療法後の接種については，投与量と接種するワクチンにより必要な間隔をあける*
7. 上記いずれの場合も，事前に十分な説明と同意が必要

*「併用薬剤に関する注意事項」p.43 および「併用薬剤に関する注意事項」❷〜❹参照.
（予防接種ガイドライン2014年度版[1]）

　重症心身障害児（者）は，発育障害，けいれんなどがあるため予防接種を受けていない例も多いようです．しかし，デイケアや施設入所に際しては感染症に罹患する機会が多く，感染症に罹患した際の重症化も予測されます．したがって，予防接種を行うことが望ましいわけですが，接種の実施にあたっては主治医（接種医）が保護者に対して個々の予防接種の必要性，副反応，有用性について十分な説明を行い，同意を得ることが必要です．さらに，発熱，けいれん，状態の変化などが起きた場合の対応について十分な指導をしておくことを求めています．

早産児・低出生体重児

　新生児医療の進歩により，早産児（在胎37週以前の出生）や低出生体重児（2,500g未満の出生体重）に予防接種を行う機会が増えています．予防接種ガイドライン[1]では，2013年3月の日本未熟児新生児学会の見解を紹介し，❾に示す原則的な要領を示しています．

❽ 重症心身障害児(者)に対する予防接種基準(日本小児神経学会)

1. 発育障害が明らかであっても，全身状態が落ち着いており，接種の有用性が大であれば，現行のすべてのワクチンの接種が可能
2. 接種対象年齢を過ぎていても，接種の有用性が大であれば接種可能
3. てんかん発作が認められても，その発作状況が安定していることが確認されていれば，主治医や接種医の判断で接種可能
4. 乳幼児期の障害児で原疾患が特定されていない例では，接種後，けいれんの出現や症状の増悪を認めた場合，予防接種との因果関係をめぐって混乱を生じる可能性があるので，事前に保護者への十分な説明と予診票で同意を確認することが必要

(予防接種ガイドライン 2014 年度版[1])

❾ 早産児・低出生体重児と予防接種(日本未熟児新生児学会)

1. 予防接種の原則は，一般乳児と同様に適用する
2. ワクチンの接種時期は暦月齢に従い，ワクチンの接種量は規定通りに行う

接種の開始時期は，誕生日から通常どおりに数えた月齢・年齢とします．たとえば在胎 36 週で出生した早産児であっても，誕生日から数えて 2 か月の時点で Hib ワクチンや小児用肺炎球菌ワクチンの接種を開始します．在胎 36 週で生まれているからといって 1 か月(40 週 − 36 週 = 4 週)遅らせてワクチンを開始するということは行いません．

また，早産児や低出生体重児では乳幼児期に著しく体格が小さい者もいますが，このような場合でも，接種量の減量はせずに，ワクチンによる確実な効果を期待するために規定量の接種を行います．

予防接種で接種後 2 日以内に発熱のみられた者

「予防接種で接種後 2 日以内に発熱のみられた者」は「接種要注意者」とされていますが，過去にワクチン接種後 2 日以内に発熱が認められた場合，大きく 2 つの可能性が考えられます．一つは実際に予防接種の副反応として発熱を呈したケース，もう一つはたまたま接種後に感染症に罹患したなど紛れ込み事例としての発熱です(コラム❶)．

> **コラム①　予防接種後に発熱した場合，考えられる可能性は？**
>
> **①予防接種の副反応としての発熱**
> 　各種ワクチン接種後に発熱が認められる場合があります（「安全性」p.17 参照）．小児用肺炎球菌ワクチンやDPTワクチンは比較的発熱頻度が高いワクチンと考えられ，接種当日や翌日に発熱を認めることがあります．ワクチンに含まれる成分が，身体に免疫反応を起こす際に発熱を伴うと考えるのが最も妥当で，これら発熱の多くは半日から1日程度で軽快します．
> 　小児用肺炎球菌ワクチンやDPTワクチンなど不活化ワクチンは，乳児期に複数回接種するものが多いですが，臨床試験の成績によれば接種後に発熱を認めた児が，その後の接種でもまた発熱するとは限りません．ただし，反復して発熱する場合もあります．
> 　また，MRワクチンなど麻疹含有ワクチンでも一定頻度で発熱の副反応が出現しますが，これは弱毒生ワクチン株による自然感染に類似した症状の一部なので，接種後2日以内ではなく，潜伏期間を経た接種後1週間ごろに発熱します（「安全性」p.17，「安全性」❶ p.18 参照）．
>
> **②紛れ込み事例としての発熱**
> 　小児は，接種後にたまたま感染症などに罹患して発熱することがあります．呼吸器症状や消化器症状があれば原因を推測することは比較的容易ですが，なかには発熱以外にほとんど臨床症状を認めない感染症もあり，その場合はワクチンによる副反応との鑑別は困難です．

　もちろん，少しでも発熱の頻度が低いワクチンが望ましいのですが，現状では接種後に一定頻度で発熱が出現することはやむをえない状況です．予防接種による副反応，感染症による紛れ込み事例のいずれの場合でも，短期間で症状が軽快すれば問題ありませんが，予防接種は乳幼児など低年齢児に接種される機会が多く，発熱が持続した場合は注意深く観察し，原因の検索や治療を行うことが大切です．

　接種後2日以内に発熱のみられた児の保護者に対しては，次の接種機会には，上記のことをふまえたうえで説明を行います．接種後に認められた症状への不安やワクチンへの不信感が払拭できない場合には無理に接種を行うべきではありませんが，予防の大切さを十分に説明し，軽度の発熱や紛れ込み事例への不安感からせっかくの予防の機会を逸することは避けたいものです．

アレルギーのある者

「接種しようとする接種液の成分に対してアレルギーを呈するおそれのある者」や「予防接種で全身性発疹などのアレルギーを疑う症状を呈したことがある者」は接種要注意者です．誤解してはいけないことは，アレルギー体質，気管支喘息，アトピー性皮膚炎，アレルギー性鼻炎の者に対して予防接種ができないということではありません．「接種液の成分によってアナフィラキシーを呈したことが明らかな者」は接種不適当者ですが，それ以外の者では注意して対応し，接種の是非を検討します．

ワクチンに含まれる成分でアレルギー反応の原因となりうる物質は，ワクチン主成分，鶏卵成分，抗菌薬，ゼラチン，乳糖，チメロサールなどです．同じ種類のワクチンでもメーカーによって成分量や含有物は異なる場合があり，添付文書でその内容を確認することが望まれます．

接種に際しては，ワクチンによる副反応歴，ワクチンに含まれている成分あるいはその成分と交差反応する物質に対するアレルギー歴を問診し，当日の体調のチェックも含めて注意して予診を行い，接種の適否を判断します．ワクチンの有用性と起こりうる副反応について十分説明し，同意を得たうえで接種します．万一の過敏症状に備えて，接種後の待機観察の場所や緊急時薬の確認も十分に行っておきます．緊急時薬を即座に使用できるよう，体重を測定しておくことも重要です．

ワクチン接種後に起こるアレルギー反応を予見できる確実な手段はありません．プリックテストや皮内反応を行い，その結果に基づいて接種の適否を判断したり，分割接種を行うなどの方法もありますが，これらは保護者あるいは接種医が接種後の反応を懸念する際に，接種可否を判断するための参考情報の一つとして用いられる程度のものと考えるべきです．

昨今のワクチンでは品質の精度管理は大いに向上し，主成分の純度はかつてと比べてより高いものとなり，安定剤や防腐剤などの添加物は可能な限り除去されるようになりました．したがって，予防接種が原因で起こるアレルギー反応の頻度はそれほど高いわけではありませんが，必要な注意事項を怠ってはな

りません．その一方で，アレルギー反応の発現リスクを回避するあまり，接種できる対象者からその機会を奪ってしまうこともあってはならないことです．

●鶏卵由来成分に対するアレルギー

基本的な考え方

　卵アレルギーという理由だけで，麻疹ワクチン（現在わが国で主に使われているのは，麻疹と風疹の混合ワクチンであるMRワクチン）やインフルエンザワクチンは，鶏や鶏卵由来成分によりアレルギー反応を起こすから接種できない，と考えるのは誤解です．すべての卵アレルギー児が一律に接種不可ということはありません．

　予防接種ガイドライン[1]に定められた「接種不適当者」は「接種液の成分によって，アナフィラキシーを呈したことが明らかな者」です．接種液の成分が明らかにアナフィラキシーを起こすのであれば接種を見合わせますが，軽微なアレルギー症状やアレルゲン特異的IgE抗体価が陽性の者すべてがこれに該当するわけではありません．

　接種しようとする接種液の成分に対してアレルギーを呈するおそれのある「接種要注意者」に対しては，慎重に接種の適否を判断し，十分に説明を行い確実に同意を得れば接種可能です．予防接種によって得られる恩恵のほうが，起こりうる副反応のリスクよりはるかに大きい場合がしばしばあります．

ワクチンの種類と鶏卵由来成分

　麻疹ワクチン（MRワクチン）は，ニワトリ胚細胞を用いて弱毒麻疹ウイルスを培養しますが，製剤に卵白と交差反応を示す蛋白はほとんど含まれていません．したがって，卵アレルギーがあってもおおむね安全に接種が可能です．おたふくかぜワクチンや不活化狂犬病ワクチンも，ニワトリ胚細胞を用いてウイルスを培養します．一部のメーカーの風疹ワクチン（MRワクチン）は，弱毒風疹ウイルスの培養にウズラ胚細胞を用いています．

　わが国の不活化インフルエンザHAワクチンは，発育（孵化）鶏卵の尿膜腔で増殖したインフルエンザウイルスを原材料として製造されます．近年は非常に高度に精製されていますが，ごく微量の鶏卵由来成分は残存します．黄熱ワクチンは，ニワトリ胚細胞でウイルスを培養し，さらに発育（孵化）鶏卵に

❿卵アレルギーを有する児に対する鶏・鶏卵由来成分含有ワクチン接種の目安

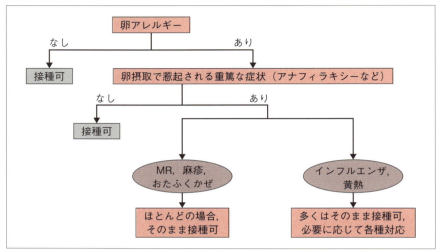

(中野貴司. 2011[11])

接種して製造されます．

　すなわち，鶏卵由来成分の量はワクチンの種類により異なり，さらに細かくいえば製造会社やロットによっても違いがあります．

現場での実際の対応

　卵アレルギーが原因でワクチンを接種できないケースは，実際にはきわめてまれと考えられます．ただしワクチン接種後に，鶏卵由来成分以外によりアレルギー反応を起こす可能性はゼロではありません．当然ながら，期待される効果と起こりうる副反応，周囲の流行状況や対象者が疾病に罹患した場合のリスクなどを説明して，接種医と接種される側が十分に理解したうえで接種することが大切です．卵アレルギーを有する者に対する実際の対処法の目安を❿に示します．

●その他の成分

乳由来成分

　ミルクアレルギーと関連する成分として，MRワクチンなどに微量の乳糖が含有されていますが，実際に問題となる場合はほとんどないと考えられます．

チメロサール

水銀成分にアレルギーを呈する者は非常にまれと考えられますが，防腐剤として微量のチメロサールが含まれるワクチンがあります．

抗菌薬

製造工程で使用されるエリスロマイシンやカナマイシンがごく微量に残存するワクチンがありますが，これら抗菌薬に対してアレルギー症状を呈する者はまれです．

ゼラチン

かつては多くのワクチンに安定剤としてゼラチンが含有されており，実際にゼラチンアレルギーにより接種後にアレルギー反応が観察された児が散見されましたが，その後ワクチンのゼラチンフリー化が進み，現状では黄熱ワクチンと狂犬病ワクチンのみにゼラチンが含有されています．海外のMMRワクチンには現在でもゼラチンが含有されています．

ラテックス

天然ゴムの成分に対してアレルギー反応を起こす者があり，医療用手袋などに対するアレルギー事例はよく知られています．ワクチンバイアルやシリンジ製剤の蓋にラテックスが含有される製品があります．昨今はラテックスを含有しない製品が増えていますが，注意点として知っておくべきです．

結核の予防接種：過去に結核患者との長期接触がある者，その他結核感染の疑いのある者

すでに結核菌に感染して個体の細胞性免疫が成立している場合には，BCG接種後に強い局所反応が認められることがあります．詳細は「BCGワクチン」の項「コッホ現象」(p.102) を参照してください．

● 文献
1) 予防接種ガイドライン等検討委員会監．予防接種ガイドライン2015年度版．東京：予防接種リサーチセンター；2015年4月．
2) Short JA, et al. Immunization and anesthesia：an international survey. Pediatr Anesth 2006；16：514-22.
3) Siebert JN, et al. Influence of anesthesia on immune responses and its effects on vaccination in children：review of evidence. Pediatr Anesth 2007；17：410-20.

4) 本田隆文, 寺井勝. 要注意者への接種「先天性心疾患」. 予防接種Q&A. 改訂3版. 小児内科増刊号. 東京：東京医学社；2013. p.147-8.
5) 日本小児感染症学会監修,「小児の臓器移植および免疫不全状態における予防接種ガイドライン2014」作成委員会作成. 小児の臓器移植および免疫不全状態における予防接種ガイドライン2014. 東京：協和企画；2014.
6) 日本造血細胞移植学会. 造血細胞移植ガイドライン 予防接種. 名古屋；日本造血細胞移植学会. 2008.
http://www.jshct.com/guideline/pdf/2008yobousesshu.pdf
7) Barlow WE, et al. The risk of seizures after receipt of whole-cell pertussis or measles, mumps, and rubella vaccine. N Engl J Med 2001；345：656-61.
8) Tse A, et al. Signal identification and evaluation for risk of febrile seizures in children following trivalent inactivated influenza vaccine in the Vaccine Safety Datalink Project, 2010-2011.Vaccine 2012；30：2024-31.
9) 粟屋豊ほか. 神経疾患と予防接種. 脳と発達 2002；34：162-9.
10) 日本小児神経学会監, 熱性けいれん診療ガイドライン策定委員会編. 熱性けいれん診療ガイドライン2015. 東京：診断と治療社, 2015.
11) 中野貴司. 卵アレルギーでもインフルエンザワクチンや麻疹ワクチンは接種可能？ 尾内一信編. 小児の感染症診療の落とし穴－スペシャリストからのアドバイス. 東京：南江堂, 2011. p.205-7.

発生しやすい間違いと対策

　昨今は新しいワクチンがたくさん導入されて，乳幼児期に接種するワクチンの種類は飛躍的に増加しました．そして，ワクチンの種類によって接種対象年齢・接種回数・接種間隔が異なり，年齢によって接種量が異なるワクチン（インフルエンザ，B型肝炎，日本脳炎など）もあります．また，きょうだいが一緒に受診したり，何本かのワクチンを同時接種する際には，思い違いや取り違いがさらに起こりやすく，時に予防接種に関する間違い（誤接種）が発生しています[1]．

　重大な結果につながってしまう間違いがある一方で，幸いにも重大な結果には至らない間違いも多くありますが，エラーの発生自体が被接種者と医療関係者間の信頼関係を損なってしまうという側面があります．

　予防接種に関する間違い（誤接種）は本来発生してはならないことで，起こりやすいエラーを認識し，具体的な対策を講じることにより，未然に防止する姿勢が不可欠です．繰り返しの確認が大切であることは言うまでもありませんが，注意するだけでは間違いは起こってしまいます．複数のスタッフによる確認，予防接種のシステム・受診から接種までの流れ自体を間違いが起こりえないように構築する，接種前ワクチンを置くトレイと接種済器具を廃棄するボックスを別々にわかりやすくしておくなどは誤接種防止策として有用です．また，プレフィルドシリンジタイプのワクチン，接種器具・箱の外装・予診票の色の統一（「接種の実施」❹ p.60 を参照），混合ワクチンの開発は，誤接種の頻度減少に役立つと考えられます．

誤接種事例の分類

①ワクチンの種類の間違い
・「麻疹」と「風疹」，「DPT」と「DT」
・きょうだいに接種する別のワクチンを，それぞれ異なる対象に接種した．

・二種混合ワクチン→「DT」のはずが「MR」を接種した．

② 接種回数の間違い

・生後7か月で開始したHibワクチン初回免疫を「3回」接種（正しくは「2回」）
・母子健康手帳の記録を十分確認せず，接種済みのワクチンを再度接種
・帰国した小児の海外での接種記録を確認せず，接種済みのワクチンを接種

③ 接種間隔の間違い

・DPT-IPVワクチンの1期初回接種時，1回目の接種1週後に2回目を接種（20日以上の間隔をあけなかった）
・生ワクチン接種1週間後に他のワクチンを接種（27日以上の間隔をあけなかった）

④ 接種量の間違い

・2歳児に対して日本脳炎ワクチンを0.5mL接種（正しくは「0.25mL」）
・4歳児に対してB型肝炎ワクチンを0.5mL接種（正しくは「0.25mL」）
・3歳児に対してインフルエンザワクチンを0.25mL接種（正しくは「0.5mL」）
・11歳児に対してDTトキソイドを0.5mL接種（正しくは「0.1mL」）

＊予約時と接種当日で年齢が変わる場合もあり要注意です．

⑤ 接種方法の間違い

・BCGワクチンを1か所のみ圧刺（正しくは「2か所」）
・BCGワクチンを管針についているキャップを外さずに圧刺
・HPVワクチンを皮下注射（正しくは「筋肉内注射」）

⑥ 接種器具の間違い

・BCGワクチンをシリンジで皮下注射（正しくは「専用の器具を用いた管針法で経皮接種」）
・同じトレイにあったすでに使用済みの針付きシリンジで接種

⑦ 接種対象の間違い

・兄弟や姉妹で受診してもう一人の対象者に接種
・同姓同名の取り違え

⑧予診票の確認ミス
・妊娠に気づかずに，麻疹ワクチン，風疹ワクチン，HPV ワクチンなどを接種

⑨保管条件や有効期限の間違い
・すでに有効期限切れのワクチンを接種
・DPT-IPV ワクチンを凍結保管（正しくは「遮光して 10℃以下に凍結を避けて保管」）

＊各ワクチンの保管条件については，「接種の実施」❺（p.63）を参照．

誤接種が発生した場合の対応

　まず，ただちに被接種者本人・その保護者に間違いがあったことについて謝罪するとともに，有効性や安全性に問題があるか，また，その後の対応などについて説明を行います．定期接種の場合は，委託元である自治体の担当者に誤接種に関する報告を行うとともに，必要な対応などについて相談します．

　安全性に関して健康状態の確認が必要となる場合は，発熱や発疹など全身症状，接種部位の局所反応，その他体調に変化がないか注意します．不活化ワクチンでは 1 週間程度，生ワクチンでは 1 か月間程度の期間，観察が必要です．

　他人に使用済みの針を穿刺した場合は，血液・体液由来感染症のチェックが必要となる場合があります．AST，ALT など肝機能の検査，感染病原体としては B 型肝炎，C 型肝炎，HIV，HTLV，梅毒などが検査できます．潜伏期間が長い病原体もあり，接種当日，接種 1 か月後，3 か月後，半年後など複数回の検査を考慮します．

　有効性の確認が必要な場合は，接種 4〜8 週後に抗体価を測定すれば，免疫獲得の有無を確認できるワクチンもあります．それぞれのワクチンで，適切な抗体価測定法は異なります．詳細については「各ワクチンの接種法，個別対応」の各ワクチンの項にある「免疫原性の評価」を参照してください．

● 文献
1）厚生労働科学研究 新型インフルエンザ等新興・再興感染症研究事業"予防接種後副反応サーベイランスの効果的な運用とその行政的な活用のあり方に関する研究（研究代表者：多屋馨子）"．予防接種における間違いを防ぐために．2014．

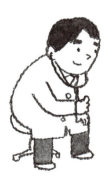
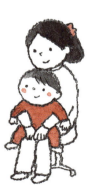

Part 3 ワクチンの接種法，個別対応

定期接種

- 「定期接種」とは，予防接種法で規定された予防接種のことです．
- 接種対象や接種回数が，予防接種法や定期接種実施要領などにより定められています．
- 接種費用は，その全部または一部が自治体による公費負担でカバーされます．
- 1948年に初めて予防接種法が制定されたときは，種痘（天然痘の予防ワクチン），腸チフス，コレラなどが含まれていました．
- その後，定期接種に分類されるワクチンの種類は時代とともに変遷し，2013年4月からHib（インフルエンザ菌b型），肺炎球菌結合型，ヒトパピローマウイルス（HPV）の3ワクチンが，2014年10月から水痘，成人用肺炎球菌（高齢者）のワクチンが新たに加えられました．
- 海外の先進諸国と比べて公的に接種するワクチンの種類が少なかった日本でしたが，2013年に3つのワクチンが定期接種に加わったことは大きな前進となりました．
- 現在の定期接種ワクチンの一覧を，標準的な接種開始月齢（年齢）とともに❶に示します．
- 高齢者のインフルエンザと肺炎球菌は定期のB類疾病，それ以外のものは定期のA類疾病に分類されます．
- B類疾病は個人の発病や重症化防止に主眼がおかれ，「努力義務」は課せられておらず，自らの意思と責任で希望する場合のみ接種を行います．
- 一方，A類疾病には「努力義務」があり，接種が勧奨されます．
- A類疾病は小児に対する予防接種ですが，これら疾患をワクチンで予防する意義は，次の2つに分類できます．
    ① Hibや肺炎球菌による細菌性髄膜炎などの重症感染症，ポリオ，ジフテリア，百日咳，結核，麻疹，風疹，水痘は集団予防を図る目的で予防接種が推奨されます．

❶定期接種ワクチンと標準的な接種開始時期

ワクチンの種類	標準的な接種開始時期	備考
Hib	2か月	
肺炎球菌結合型	2か月	
DPT-IPV（ジフテリア・百日咳・破傷風・ポリオ混合）	3か月	DPTとIPVをそれぞれ別々に接種してもよい
BCG	5か月	周囲の流行状況などにより早期に接種してもよい
MR（麻疹・風疹混合）第1期	1歳	
MR（麻疹・風疹混合）第2期	就学前年度	
水痘（1回目）	1歳	
水痘（2回目）	1回目接種から6～12か月後	1回目から3か月以上経過すれば接種してもよい
日本脳炎	3歳	定期接種として6か月から接種可能
DT（ジフテリア・破傷風混合）	11歳	
ヒトパピローマウイルス	中学1年生	定期接種として小学6年生から接種可能
インフルエンザ（高齢者）	65歳以上	流行シーズン前に，毎年接種
肺炎球菌（高齢者）	65歳	平成30年度までは5歳きざみの経過措置
天然痘	―	政令事項であり，現在は実施していない

❷日本脳炎，破傷風，HPVは，疾患の致命率の高さや長期予後の観点から，重大な社会的損失の防止を図る目的で接種が推奨されます．

Hib（インフルエンザ菌 b 型）ワクチン　不活化

📅 接種時期

- 生後2か月以上5歳未満が接種対象です．
- 標準として2か月齢以上7か月齢未満で接種を開始します．病気にかかる前に予防するために，乳児早期からの接種が大切です．
- 接種を忘れた場合，接種対象月齢範囲内であれば，気づいた時点での接種が勧められます．

▶接種開始月齢と接種回数

①接種開始時期が2か月齢以上7か月齢未満：

初回免疫は4週以上の間隔で3回接種．3回目の接種からおおむね1年（標準的には7〜13か月）の間隔をあけて1回の追加接種．すなわち，計4回を接種．

②接種開始時期が7か月齢以上12か月齢未満：

初回免疫は4週以上の間隔で2回接種．2回目の接種からおおむね1年（7か月以上）の間隔をあけて1回の追加接種．すなわち，計3回を接種．

③接種開始時期が12か月齢以上5歳未満：

1回のみ接種．

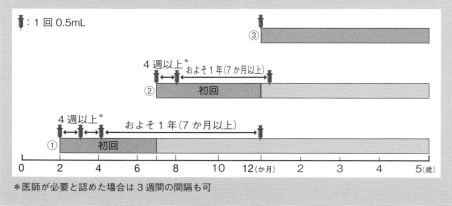

＊医師が必要と認めた場合は3週間の間隔も可

📊 免疫原性の評価

- Hib の莢膜多糖体成分である polyribosyl-ribitol phosphate（PRP）に対す

- る抗体価(抗 PRP 抗体価)で評価しますが,現状では国内の検査会社で測定はできません.
- 髄膜炎など Hib による侵襲性感染症(invasive infection)の発症を予防できる抗 PRP 抗体価は 0.15μg/mL 以上,長期的な予防効果を期待できる抗 PRP 抗体価は 1.0μg/mL 以上とされています[1].
- 標準的な抗体測定法は放射免疫測定法(radioimmunoassay:RIA)ですが,酵素免疫法(enzyme immunoassay:EIA)による bindazyme anti-haemophilus B enzyme immunoassay kit(The Binding Site, Birmingham, UK)など研究用キットが入手可能です.ただし,RIA 法と EIA 法の相関については慎重な評価が必要です.

もし接種せずに発症したら…

- 髄膜炎など Hib による侵襲性感染症にかかるリスクがあります.
- ワクチンが導入されていない状況では,5 歳未満小児の細菌性髄膜炎の起因菌として Hib は第 1 位で,患者の約 6 割を占めていました.
- その他,❶に示すような疾患が Hib により起こります[2].

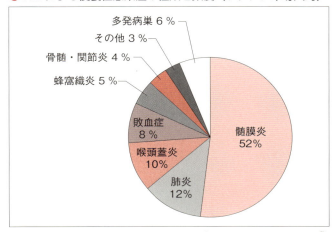

❶ Hib による侵襲性感染症の種類と頻度(ワクチン未導入時)

(Chandran A, et al. 2008[2])

ひとくちメモ

- 2010年秋,国による「子宮頸がん等ワクチン接種緊急促進事業」が制定され,2011年からは国内ほとんどの自治体で,Hibワクチンが公費助成で接種できるようになりました.この事業は,3種類のワクチン(ヒトパピローマウイルス,Hib,肺炎球菌結合型)の近未来の定期接種化をめざして始められました.
- そして2013年4月から,Hibワクチンは定期接種になりました.
- Hib髄膜炎など本菌による侵襲性感染症の罹患歴がある児にも,接種は推奨されます.その理由は,とくに年少児では本感染症に罹患しても免疫獲得が不十分であり,再感染の可能性もあるからです.

● 文献

1) Kayhty H, et al. The protective level of serum antibodies to the capsular polysaccharide of Haemophilus influenzae type b. J Infect Dis 1983;147:1100.
2) Chandran A, et al. Haemophilus influenzae vaccines. In:Plotkin SA, et al. editors. Vanccine. 5th ed. Philadelphia:Saunders, Elsevier;2008. p.157-76.

肺炎球菌結合型ワクチン　不活化

接種時期

- 生後2か月以上5歳未満が接種対象です．
- 標準として2か月齢以上7か月齢未満で接種を開始します．病気にかかる前に予防するために，乳児早期からの接種が大切です．
- 接種を忘れた場合，接種対象月齢範囲内であれば，気づいた時点での接種が勧められます．

▶接種開始月齢と接種回数

①**接種開始時期が2か月齢以上7か月齢未満**：

　初回免疫は4週間以上の間隔で3回接種．3回目の接種から60日間以上の間隔をあけて1回の追加接種（12～15か月齢が望ましい）．すなわち，計4回を接種．

②**接種開始時期が7か月齢以上12か月齢未満**：

　初回免疫は4週間以上の間隔で2回接種．2回目の接種から60日間以上の間隔をあけて1回の追加接種（12か月齢以降）．すなわち，計3回を接種．

③**接種開始時期が12か月齢以上24か月齢未満**：

　60日間以上の間隔で，計2回接種．

④**接種開始時期が24か月齢以上5歳未満**：

　1回のみ接種．

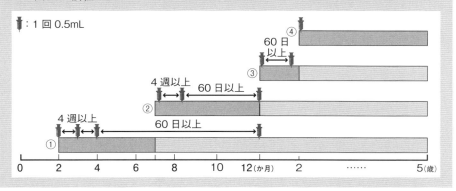

免疫原性の評価

- 肺炎球菌の莢膜多糖体血清型特異的IgG抗体を，WHOが推奨する酵素免疫法（enzyme immunoassay：EIA）[1]で測定し評価しますが，現状では国内の検査会社で測定はできません．
- 髄膜炎など肺炎球菌による侵襲性感染症（invasive infection）の発症を予防できる血清型特異的IgG抗体価は0.35μg/mL以上とされています[2]．
- 防御免疫は基本的に血清型に特異的なものですが，たとえば6B抗原が誘導する特異的IgG抗体は6A型にも弱いながら交差活性をもちます．
- 個体の免疫能を評価するためには，血清中のIgG抗体だけではなく，食細胞による細菌の貪食と直接関係するオプソニン活性（opsonophagocytic activity〈OPA〉titers）の測定も有用とされます[3]．ただし，本検査も検査会社では実施できません．

もし接種せずに発症したら…

- 髄膜炎など肺炎球菌による侵襲性感染症にかかるリスクがあります．肺炎球菌による侵襲性感染症は，IPD（invasive pneumococcal disease）とよばれます（❶）．
- ワクチンが導入されていない状況では，5歳未満小児の細菌性髄膜炎の起因菌として，肺炎球菌はHibに次いで第2位で，患者の約15〜20％を占めていました．

ひとくちメモ

- 2010年秋，国による「子宮頸がん等ワクチン接種緊急促進事業」が制定され，2011年からは国内ほとんどの自治体で，肺炎球菌結合型ワクチンが公費助成で接種できるようになりました．この事業は，3種類のワクチン（ヒトパピローマウイルス，Hib，肺炎球菌結合型）の近未来の定期接種化をめざして始められました．
- そして2013年4月から，肺炎球菌結合型ワクチンは定期接種になりました．
- 当初は7価ワクチンが使われていましたが，より幅広く多種類の血清型の肺炎球菌をカバーできるように，さらに多価のワクチンが開発されました．わが国では，2013年11月から13価ワクチンが使われています（❷）[4]．

❶ IPD とは

・肺炎球菌による侵襲性感染症（invasive infection）を，IPD（invasive pneumococcal disease）と総称する
・IPD とは，本来は無菌環境である身体の部位から肺炎球菌が分離される感染症をいう
・IPD には，肺炎球菌による髄膜炎，菌血症，関節炎，骨髄炎，腹膜炎，血液培養陽性の肺炎などが含まれる

❷ 肺炎球菌結合型ワクチンに含まれる血清型

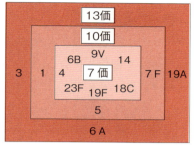

（中野貴司．2009[4]）

・肺炎球菌による髄膜炎などIPDの罹患歴がある児にも，接種は推奨されます．その理由は，とくに年少児では本感染症に罹患しても免疫獲得が不十分であり，再感染の可能性もあるからです．

● 文献
1) Nurkka A, et al. Serum and salivary anti-capsular antibodies in infants and children immunized with the heptavalent pneumococcal conjugate vaccine. Pediatr Infect Dis J 2001；20：25-33.
2) World Health Organization. Recommendation for the production and control of pneumococcal conjugate vaccines. Technical Report Series 2005；927（Annex 2）：64-98.
3) Schuerman L, et al. Prediction of pneumococcal conjugate vaccine effectiveness against invasive pneumococcal disease using opsonophagocytic activity and 22F-ELISA antibody concentrations. Clin Vaccine Immunol 2011；18：2161-7.
4) 中野貴司．肺炎球菌 conjugate ワクチンの現状と将来．松本慶蔵監．改訂版 肺炎球菌ワクチンの新しい展開．大阪：医薬ジャーナル社；2009．p.37-55.

DPT-IPV(ジフテリア・百日咳・破傷風・不活化ポリオ混合)ワクチン　不活化

📅 接種時期

- 生後3か月以上90か月未満が定期接種の対象です．
- 百日咳は乳児早期に重症化しやすく，病気にかかる前に予防するためには，生後3か月になったらできるだけ早く接種することが大切です．
- ポリオ流行時は，年少児に患者が多発します．生後3か月になったらできるだけ早く接種しましょう．
- 接種を忘れた場合，接種対象月齢範囲内であれば，気づいた時点での接種が勧められます．

▶ 第1期初回免疫と第1期追加免疫

① 第1期初回免疫：

初回免疫は3週以上の間隔で3回接種，（1回0.5 mL）．
生後3か月以上12か月未満が標準的な接種期間

② 第1期追加免疫：

初回免疫終了後12〜18か月経過した時点で1回接種するのが標準
ただし，初回免疫終了後6か月以上の間隔をあければ接種は可

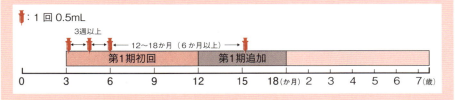

📈 免疫原性の評価

▶ ジフテリア

- ジフテリア毒素（diphtheria toxin）に対する抗毒素抗体価が 0.1 IU/mL 以上であれば，陽性と判定されます．測定方法は細胞培養法（培養細胞カラーチェンジ法）や酵素免疫法（enzyme immunoassay：EIA）がありますが，検査を取り扱う会社は限られています．

▶百日咳
- 無菌体百日咳ワクチン（acellular pertussis vaccine：aP）の主成分は，無毒化した百日咳毒素（pertussis toxin：PT）と線維状赤血球凝集素（filamentous hemagglutinin：FHA）です．これらに対する抗体価を，EIAで測定し評価するのが一般的ですが，検査を取り扱う会社は限られています．
- 抗PT抗体，抗FHA抗体とも，10 EU/mL以上が陽性です．

▶破傷風
- 粒子凝集法（particle agglutination：PA）により破傷風毒素に対する抗毒素抗体価を測定し，0.01IU/mL以上であれば，陽性と判定されます．EIAもありますが，陽性基準値が異なります．検査を取り扱う会社は限られています．

▶ポリオ
- 中和法（neutralization test：NT）で抗体価を測定します．各検査会社で測定可能です．
- ポリオウイルスは1型，2型，3型の3種類の血清型が存在するので，それぞれの型別に評価します．
- ワクチン効果については，陰性（4倍未満）から8倍以上への陽転化，あるいは4倍以上の抗体価上昇を有意とします．
- 疾患の発症を予防するために必要な抗体価の基準は確定されていませんが，中和抗体価8倍以上が一つの目安です．

もし接種せずに発症したら…

　これまでに何らかの理由でDPTワクチンの接種率が低下したときには，疾患の流行が認められています．1975年のわが国における副反応への懸念によるDPT接種一時中断後の百日咳患者増加[1]，1990年代前半の旧ソビエト連邦・東欧諸国における政権崩壊に伴うDPT接種率低下によるジフテリア流行[2]などの例があります（❶）．

　ポリオは国内では長らく患者発生はありませんが，海外では現在でも流行している国があり，ワクチンを接種して免疫をつけておくことが大切です．ポリオに対しては有効な治療法は存在しません．しかし，ワクチンによる予防はき

❶ジフテリア・百日咳・破傷風とワクチンの歴史

年代	世界	日本
1910〜20年代	ジフテリアトキソイド，全菌体百日咳ワクチン，破傷風トキソイドがそれぞれ単独ワクチンとして米国で使用され始める	
1948年	米国でDPT三混ワクチン承認	
1950年代前半まで		ジフテリアトキソイド，全菌体百日咳ワクチン，破傷風トキソイドがそれぞれ単独ワクチンとして使用される
1958年		DT二種混合ワクチンが使用開始
1968年		DPT三種混合ワクチンを定期接種に採用
1975年		副反応への懸念からDPT接種を一時中断，その後百日咳患者が増加
1981年		百日咳ワクチンをより安全性の高い無菌体ワクチンへ変更（DwPT → DaPT）
1990年代前半	旧ソビエト連邦・東欧諸国で，政権崩壊に伴うDPT接種率低下によるジフテリアの流行	
1996年	米国が百日咳ワクチンを全菌体ワクチンから無菌体ワクチンへ変更（DwPT → DaPT）	

わめて有効です．

▶ジフテリア

- 咽頭や喉頭に病変をきたし，発熱，咳，嗄声，嚥下障害，呼吸困難がみられます．心筋障害による突然死や末梢神経障害による麻痺が合併症として知られています．

▶百日咳

- 乳幼児では，激しい発作性の咳と咳発作後の笛が鳴るような吸気（whoop）が特徴的症状です．
- 生後6か月未満でワクチン未接種の児では，重症化のリスクが高く，無呼吸発作や脳症を合併し生命にかかわることがあります．
- 年長児や成人では，ひどい咳のこともありますが，軽い症状のみで百日咳と診断されずに放置され，他人への感染源となる場合があります．

▶破傷風

- 破傷風菌は世界中の土壌や動物の糞便中に広く存在し，いつでもどこでも感染の機会があります．
- 主症状は筋肉のけいれんで，多くは咀嚼筋のけいれんによる開口障害（lockjaw）で始まります．その後，けいれんは全身へ波及します．呼吸困難や嚥下障害から肺炎を併発したり，死に至ることもあります．

▶ポリオ

- ポリオは麻痺を起こす病気です．脊髄や脳など中枢神経の運動神経細胞がポリオウイルスによって傷害され，四肢の麻痺が最も多い症状です．また，呼吸不全や肺炎で死亡することもあります．
- いったん起こった麻痺は回復しない場合がほとんどで，著明な筋萎縮とも相まって後遺症につながります．

✎ひとくちメモ1

- わが国では1950年代前半まではD・P・Tそれぞれ単独のワクチンが使われていましたが，1958年からジフテリアと百日咳との二種混合ワクチン（DT），1968年からは破傷風も含めた三種混合ワクチン（DPT）が広く使われるようになりました（❶）．2012年11月からは不活化ポリオを含めた四種混合ワクチン（DPT-IPV）が導入されました．
- 現在世界で広く用いられる無菌体百日咳ワクチンを含有するDPT（DaPT）は，それまで使われていた全菌体百日咳ワクチン（whole cell pertussis vaccine：wP）を含有するDPT（DwPT）より副反応の少ないワクチンとして，1981年にわが国で開発されたワクチンです（❶）．
- わが国のポリオ定期接種は，それまで使われていた経口生ポリオワクチン（oral poliovirus vaccine：OPV）から注射による不活化ポリオワクチン（inactivated poliovirus vaccine：IPV）に，2012年9月に変更されました．
- 乳児期に接種するワクチンが近年は増え，過密になりつつある予防接種スケジュールへの配慮が求められます．混合ワクチンであるDPT-IPVは，接種スケジュールへの負担を軽減しながら効率の良い免疫付与が可能となり，その有効な活用が期待されるワクチンです．
- 今後さらに，HibやB型肝炎も含有する多価混合ワクチンの開発が望まれます．

ひとくちメモ2　2つのIPV

- わが国のIPVは，成分として用いられる不活化ポリオウイルス株の違いにより，2つに分類されます（❷）．ソークワクチンIPVは以前から世界中で使われている株ですが，セービン株由来IPVは，近年日本で初めて開発されたワクチンです．それらについて少し詳しく説明します．
- 4回の接種のうち，ソークワクチンIPVとセービン株由来IPVの両方が混ざっても大丈夫です（互換性 interchangeability あり）．

▶ソークワクチンIPV

- 単独IPV製剤（イモバックスポリオ®皮下注）（❸）は，1950年代半ばにソーク（Salk）らが初めてIPVを開発したころから使われている株で製造したもので，conventional IPV（cIPV），あるいは野生株ポリオウイルスを不活化してワクチンを製造することから wild strain derived IPV（wIPV）と呼称されます．

❷ポリオワクチン（セービンとソーク）

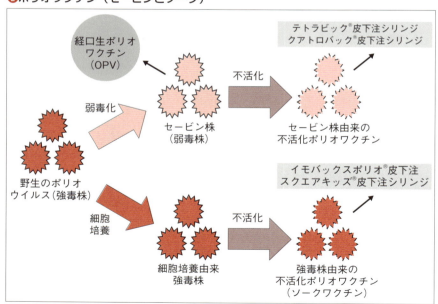

❸ 単独 IPV の組成（イモバックスポリオ®皮下注）

成分		1 シリンジ（0.5mL）中の分量
有効成分	不活化ポリオウイルス 1 型（Mahoney 株）	40 DU [1]
	不活化ポリオウイルス 2 型（MEF-1 株）	8 DU [1]
	不活化ポリオウイルス 3 型（Saukett 株）	32 DU [1]
添加物	フェノキシエタノール	2.5 μL
	無水エタノール	2.5 μL
	ホルマリン	12.5 μg [2]
	M-199 ハンクス	0.40 mL 以下 [3]
	ポリソルベート 80	21 μg 以下 [4]
	pH 調節剤	適量

1）DU：D 抗原単位，2）ホルムアルデヒド換算量，3）本剤は M-199 ハンクスを用いて 0.5 mL に合わせる．0.40 mL は M-199 ハンクス溶液として理論上の最大値．
4）理論上の最大量

（薬剤の添付文書，製品情報概要より）

❹ 四種混合ワクチン（DPT-IPV）の組成（スクエアキッズ®皮下注シリンジ〈0.5 mL〉）

成分		分量
有効成分	百日せき菌防御抗原	4 単位以上
	ジフテリアトキソイド	15 Lf 以下（14 国際単位以上）
	破傷風トキソイド	2.5 Lf 以下（9 国際単位以上）
	不活化ポリオウイルス 1 型（Mahoney 株）	40 DU
	不活化ポリオウイルス 2 型（MEF-1 株）	8 DU
	不活化ポリオウイルス 3 型（Saukett 株）	32 DU
添加物	リン酸水素ナトリウム水和物	0.28 mg
	リン酸二水素ナトリウム	0.32 mg
	塩化ナトリウム	3.40 mg
	水酸化ナトリウム	0.21 mg
	リン酸三ナトリウム	0.81 mg
	塩化アルミニウム	0.90 mg

DU：D 抗原単位

（薬剤の添付文書，製品情報概要より）

- 現在も世界のほとんどの国で同一の野生強毒株由来の不活化ウイルスが使用され，1 型は Mahoney 株，2 型は MEF-1 株，3 型は Saukett 株です．
- 1 回接種量（0.5mL）中に含有される抗原量（D 抗原単位，DU）は，1 型

❺ 四種混合ワクチン（DPT-IPV）の組成（テトラビック®皮下注シリンジ〈0.5 mL〉）

成分		分量
有効成分	百日せき菌の防御抗原	力価として 4 単位以上
	ジフテリアトキソイド	15Lf 以下
		（力価として 23.5 単位以上）
	破傷風トキソイド	2.5Lf 以下
		（力価として 13.5 単位以上）
	1 型不活化ポリオウイルス（Sabin 株）	1.5 DU
	2 型不活化ポリオウイルス（Sabin 株）	50 DU
	3 型不活化ポリオウイルス（Sabin 株）	50 DU
添加物	リン酸水素ナトリウム水和物	1.10 mg
	リン酸二水素ナトリウム	0.56 mg
	塩化ナトリウム	4.25 mg
	酢酸，塩酸，水酸化ナトリウム	適量
	塩化アルミニウム（アルミニウム換算）	0.08 mg
	水酸化アルミニウムゲル（アルミニウム換算）	0.02 mg
	ホルマリン（ホルムアルデヒド換算）	0.025 mg
	エデト酸ナトリウム水和物	0.0175 mg
	M-199 培地	0.5 mg

DU：D 抗原単位　　　　　　　　　　　　　　　　　　（各薬剤の添付文書，製品情報概要より）

40 DU，2 型 8 DU，3 型 32 DU という組成です（❸）．
- わが国で 1 種類の DPT-IPV 製剤（スクエアキッズ®皮下注シリンジ，2015 年 6 月現在発売準備中）に含有される IPV も cIPV（wIPV）です（❹）．
- 現在の cIPV（wIPV）は開発当初の製剤と比べて，濃縮精製工程や D 抗原定量法の導入により免疫原性の高いワクチンに改良されています．改良当初は強化不活化ポリオワクチン（enhanced potency IPV；eIPV）とよばれましたが，今ではすべての cIPV（wIPV）が eIPV です．

▶ セービン株由来 IPV
- わが国の 2 種類の DPT-IPV 製剤〔テトラビック®皮下注シリンジ（❺），クアトロバック®皮下注シリンジ（❻）〕の IPV は，セービンらの開発した

❻ 四種混合ワクチン（DPT-IPV）の組成（クアトロバック®皮下注シリンジ〈0.5 mL〉）

成分		分量
有効成分	百日せき菌防御抗原	4 単位以上
	ジフテリアトキソイド	16.7Lf 以下
	破傷風トキソイド	6.7Lf 以下
	不活化ポリオウイルス 1 型（Sabin 株）	1.5 DU
	不活化ポリオウイルス 2 型（Sabin 株）	50 DU
	不活化ポリオウイルス 3 型（Sabin 株）	50 DU
添加物	ブドウ糖	0.5 mg
	L-リシン塩酸塩	0.05 mg 以下
	エデト酸ナトリウム水和物	0.035 mg
	ホルマリン（ホルムアルデヒドとして）	0.05 mg 以下
	塩化アルミニウム	1.5 mg 以下
	水酸化ナトリウム	0.6 mg 以下
	塩化ナトリウム	2.9 mg
	リン酸水素ナトリウム水和物	0.16 mg
	リン酸二水素ナトリウム	0.16 mg
	M-199 培地	0.9 mg
	pH 調節剤	適量

DU：D 抗原単位　　　　　　　　　　　　　　　　（各薬剤の添付文書，製品情報概要より）

- OPV 弱毒株を不活化して製造されています．
- 弱毒ポリオウイルスセービン株の 1 型，2 型，3 型をそれぞれ Vero 細胞で培養し，濃縮・精製し，ホルマリン不活化後，3 つの型を混合します．
- セービン弱毒株由来の IPV ということで，Sabin-strain derived IPV（sIPV）と呼称されます．
- sIPV を含有する 2 種類の DPT-IPV 1 回接種量（0.5 mL）中に含有される抗原量は，1 型 1.5 DU，2 型 50 DU，3 型 50 DU という組成です．
- sIPV は，世界で初めてわが国で実用化されました．

●文献
1) 多田有希，岡部信彦．感染症の話―百日咳．IDWR 感染症発生動向調査週報 2003；5（36）：12-5.
2) Hardy IR, et al. Current situation and control strategies for resurgence of diphtheria in newly independent states of the former Soviet Union. Lancet 1996；347：1739-44.
3) Plotkin SA, Vidor E. Poliovirus vaccine- inactivated. In：Plotkin SA, et al, editors. Vaccines. 5th ed. Philadelphia：Saunders；2008. p.605-29.
4) 厚生労働省 HP．ポリオワクチン．http://www.mhlw.go.jp/bunya/kenkou/polio/

定期接種

BCG ワクチン 生

接種時期

- 2013年4月に「接種対象は1歳未満，標準的な接種期間は生後5か月以上8か月未満」と改定されました（メモ1）.
- 地域で結核が流行しているなどの事情があれば，標準的な接種期間よりも早期に接種を行う場合があります.
- ただしその場合でも，BCGによる重篤な副反応が出現しやすい先天性免疫不全症の患者への接種を避けるためには，生後3か月以降の接種が一つの目安です.

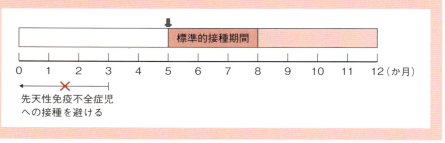

免疫原性の評価

- 接種後にツベルクリン反応検査が陽性となれば，細胞性免疫が成立したことを意味します．BCG接種後のツベルクリン反応の強さと針痕数は集団としては相関するという報告がありますが，被接種者で何個以上の針痕が残れば予防効果があるという評価はできません.
- 接種針痕は，接種後2〜3週間で「赤いボツボツ」となり，小さな膿をもち，接種後約4週間すぎに最も強い反応となります．そして3か月を過ぎたころには消退していきます[1].
- 接種を受けた当日から10日以内に接種針痕に発赤，腫脹，膿疱化などがみられたら，「コッホ現象」の可能性があり，結核菌既感染者としての対応が必要です[1]（メモ2）.

❶管針法の手順

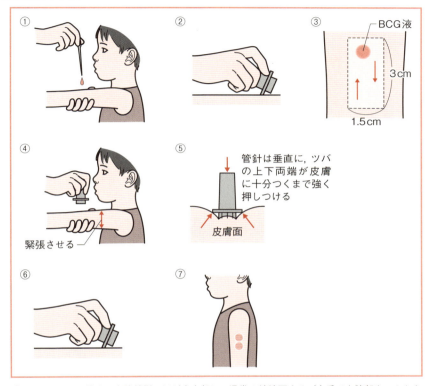

① BCGワクチン液を，上腕外側のほぼ中央部に，通常1滴滴下する（左手で上腕部をつかむなどして，接種部位の皮膚を緊張させる）．
② 滴下したワクチン液を管針のツバの側面で塗り広げる．
③ 塗り広げる幅と長さは，上腕の縦方向に沿って幅1.5cm，長さ3cm程度が適切．
④ 接種部位の皮膚は左手で上腕をつかむなどして緊張させ，管針を垂直に押しつけて接種する．
⑤ 管針のツバの上下両端が皮膚に十分つくまで（通常は皮膚が5～6mmへこむ程度）管針を強く押して接種する．
⑥ ⑤の方法で2か所接して接種したあとは，②と同様にツバの側面を皮膚上のワクチン液を2～3回針痕になすりつける．
⑦ 管針による接種は2か所で，管針の円跡が相互に接するくらいが適切．

（結核予防会発行「新BCG接種の理論と実際」をもとに作成）

もし接種せずに発症したら…

- BCGによる結核発病予防効果については，高い有効性を認めたものから，ほとんど効果を認めなかったものまでさまざまな報告がありますが，メタアナリシスの結果では結核性髄膜炎や粟粒結核など重症結核に対しては高い予

❷ BCG 接種の変遷

～2003 年まで	対象を 4 歳未満として，ツベルクリン反応検査（以下，「ツ反」と略す）陰性を確認したうえで初回接種を実施．小学校と中学校でもツ反を行い，陰性者には BCG を再接種．
2003 年	結核蔓延状況の改善，BCG 再接種の有効性に関する否定的な見解，再接種に伴う皮膚瘢痕など副反応事例の報告を受けて，小中学校の BCG 再接種を中止．
2005 年	0 歳児の結核既感染率がきわめて低く，ツ反自然陽転者を見つけるツ反のメリットよりも，偽陽性により BCG 接種機会が失われるデメリットが大きいと判断され，ツ反を実施せずに BCG を行う「直接接種」を導入．乳児早期の接種率を高めるために，生後 6 か月未満を対象とした．
2013 年 4 月	「接種対象：1 歳未満」「標準的な接種期間：生後 5 か月以上 8 か月未満」と改定．乳児早期に接種して年少児の重症結核を防ぐという本来の目的は変わらないが，より早期の接種と副反応である BCG 骨炎増加との関連の可能性や，新しいワクチンの種類が増えた状況での乳児期前半の接種スケジュールの緩和も考慮された．

防効果が認められ，新生児や乳児に対する有効性が評価されています[2, 3]．

ひとくちメモ 1　日本における BCG 接種の変遷

- BCG は第二次世界大戦後には世界に普及した歴史あるワクチンです．日本でも 1948 年に制定された予防接種法に組み込まれていました．皮内注射している国が現在も多いですが，日本では 1967 年から独自の経皮管針法（現在の接種方法）による接種が導入されました（❶）．
- その後，接種対象者は❷のように推移しました．

ひとくちメモ 2　コッホ現象とその対応

- 結核に対する免疫が成立している既感染者に BCG を接種すると，接種後早い時期（当日から 10 日以内）に強い局所反応が起こります．
- コッホ現象は，通常接種 2，3 日後ごろから針痕に発赤，腫脹，膿疱化などがみられ，数日で反応は最大となり，その後徐々に消退していきます．特別の局所処置は必要でありません．
- コッホ現象が疑われる場合は，BCG 接種後 2 週間以内にツベルクリン反応検査を行います．目的は結核菌既感染の有無を判定し，環境からの抗酸菌感染や非特異的要因による疑似コッホ現象と鑑別するためです．実施時期が遅くなると，BCG 陽転となってしまうので，注意が必要です．
- コッホ現象と判断したら，接種前の結核感染機会の可能性について再度問診し，

所定の様式を用いて市町村に報告します.

● **文献**
1) 結核予防会結核研究所. BCG接種―正しい接種技術と評価の方法. http://www.jata.or.jp/rit/rj/bcg/data/g00/g00_fs.html
2) Colditz GA, et al. Efficacy of BCG vaccine in the prevention of tuberculosis：meta-analysis of the published literature. JAMA 1994；271：698-702.
3) Colditz GA, et al. The efficacy of bacillus Calmette-Guérin vaccination of newborns and infants in the prevention of tuberculosis：meta-analysis of the published literature. Pediatrics 1995；96：29-35.

MR（麻疹・風疹混合）ワクチン

接種時期

- 第1期と第2期の接種があり，対象年齢は異なります．すなわち，2回接種することにより確実に免疫をつけるようにします．
- 病気になる前に予防することが目的ですから，1歳になったらなるべく早く第1期の接種を済ませることが大切です．

①第1期：
生後12か月以上24か月未満の者（1歳で接種）

②第2期：
5歳以上7歳未満の者で，小学校入学前の4月1日から3月31日まで（幼稚園と保育園の年長組に相当する者）

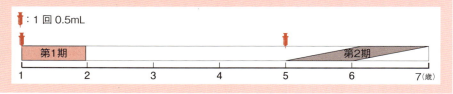

免疫原性の評価

▶麻疹

- 酵素免疫法（enzyme immunoassay：EIA）によるIgG抗体，中和法（neutralization test：NT），粒子凝集法（particle agglutination：PA），赤血球凝集抑制法（hemagglutination inhibition：HI）などを用いることができます．HI抗体は感度が鈍く，免疫を有していても偽陰性（8倍未満）と判定される場合があります．
- どれだけの抗体価を保有すれば発病を100％防ぐことができるかは確定していません．たとえば，医療関係者ではとくに積極的な予防策の実践が推奨されます．日本環境感染学会によるガイドライン[1]では，EIA-IgG抗体16.0未満，NT抗体8倍未満，PA抗体256倍未満を，医療関係者のワクチン接

種判断基準の目安としています．

▶風疹
- EIA による IgG 抗体，HI などを用いることができます．風疹 HI 抗体の感度は麻疹と比較して優れており，検査費用が EIA より安価で有用です．
- どれだけの抗体価を保有すれば発病を 100% 防ぐことができるかは確定していません．たとえば，医療関係者ではとくに積極的な予防策の実践が推奨されます．日本環境感染学会によるガイドライン[1]では，EIA－IgG 抗体 8.0 未満，HI 抗体 32 倍未満を，医療関係者のワクチン接種判断基準の目安としています．

もし接種せずに発症したら…

▶麻疹
- 麻疹はたいへん重篤な疾患です．高熱が 1 週間程度持続し，肺炎や中耳炎を高率に合併します．また，数百人に 1 人程度の割合で脳炎を発症し，生命や後遺症に関わります．
- 基礎疾患や治療薬により免疫低下状態にある者では，重症化の頻度が高くなります．肺炎がまたたくまに増悪して，死亡することもあります．白血病や臓器移植後の患者，副腎皮質ステロイド薬や免疫抑制薬を使用中の者はこれに該当します．
- ビタミン A が欠乏した者では視力障害をきたし，慢性下痢から栄養障害に陥る者もあり，とくに途上国では多くの子どもたちがその被害に遭っています．
- 亜急性硬化性全脳炎（subacute sclerosing panencephalitis：SSPE）は，麻疹がいったん治ってから数年以上経過して発症する疾患で，知能障害や運動障害が進行し自立生活不能に陥ります．頻度は麻疹患者数万人に 1 人程度ですが，根治療法のない予後不良な遠隔期合併症です．麻疹ワクチンの普及により，SSPE の頻度が減少することが報告されています．

▶風疹

- 発熱や発疹の症状は麻疹に似ていますが、その程度や持続は麻疹に比べれば軽度です。ただし、血小板減少性紫斑病や脳炎などの合併症が、それぞれ数千人に1人程度の割合で起こります。
- 風疹の一番の問題点は、妊娠初期の妊婦が風疹ウイルスに感染すると、経胎盤的に胎児に母子感染して先天性風疹症候群（congenital rubella syndrome：CRS）が高い確率で発生することです。その子どもたちは、難聴、先天性心疾患、白内障などのハンディを生まれながらに背負うことになります。
- 妊娠してから免疫がないことがわかっても風疹ワクチンを接種することはできません。CRSの発生をなくすためには、前もってワクチンで免疫をつけておくこと、さらには社会全体の者が免疫を保有して風疹ウイルスが流行する素地をつくらないことが大切です。
- 2012～2013年には何年ぶりかの風疹流行がありました。患者の多くは20～40代の男性で、彼ら世代はこれまでに風疹含有ワクチンの定期接種が適用

❶日本における麻疹・風疹ワクチンの歴史

1966年（昭和41年）	麻疹ワクチン、不活化ワクチン接種後に生ワクチンを接種するというKL法で開始
1967年（昭和42年）	麻疹不活化ワクチン接種後の罹患で、異型麻疹の報告
1969年（昭和44年）	麻疹弱毒生ワクチンの単独接種法に切替え
1977年（昭和52年）	風疹生ワクチン定期接種開始（中学生女子）
1978年（昭和53年）	麻疹生ワクチン定期接種開始（個別接種を原則）
1989年（平成1年）	MMRワクチン（統一株）接種開始
	MMRワクチン接種後の無菌性髄膜炎発症が問題となる
1993年（平成5年）	MMRワクチン接種見合せ
2006年（平成18年）	MRワクチンを用いた2回接種方式（1期・2期）開始
2007年（平成19年）	麻疹の全国流行（年長児や成人の患者を含む）
2008年（平成20年）	MRワクチンの3期・4期接種開始
2011年（平成23年）	海外研修にでかける機会のある高校2年生にもMRワクチン4期接種適用（年度末まで）
2012年（平成24年）	風疹の流行（20～30代の男性に患者が目立つ）
2013年（平成25年）	MRワクチンの3期・4期接種が終了（2013年3月）

（平山宗宏、2009[2]）をもとに作成）

されず，ワクチンの恩恵を受ける機会が乏しかった集団です（❶）．

✏️ ひとくちメモ

- 明らかな罹患歴がある場合以外は，MR ワクチンを 2 回接種することが確実な予防法です．
- 過去に麻疹または風疹にかかった者では，麻疹単独ワクチン，風疹単独ワクチン，もしくは MR ワクチンのいずれも使用可能です．ただし，罹患歴の記憶や記録が曖昧なことはしばしばで，はっきりしない場合は MR ワクチンの使用を勧めます．また，罹患歴がある者に当該ワクチンを接種しても副反応が増強することはありません．
- 2008 年 4 月から 5 年間，3 期（中学 1 年生）と 4 期（高校 3 年生）が定期接種として行われていましたが，2013 年 3 月で終了しました（❶）．
- 3 期と 4 期の接種が実施された目的は，日本で MR ワクチンの 2 回接種法（1 期，2 期）が導入されたのが 2006 年であり，麻疹排除計画を遂行するために，1 回しか接種していない麻疹好発世代を 2 回の接種機会でカバーすることでした．したがって，本時限措置が終了しても，まだ 2 回の接種を完了していない者には接種が勧められます．
- 麻疹ワクチン接種後は 95％以上の者が抗体を獲得します．ワクチンによる免疫は長期間持続しますが，時に接種を済ませていても麻疹に罹患する者がいます．これは，ワクチンの効果がなかった《$100％－95％ α＝数％$》の場合（primary vaccine failure）とワクチンによっていったんは獲得された免疫が十分に持続しなかった場合（secondary vaccine failure）があります．
- MR ワクチンは生ワクチンであり，体内で弱毒生ウイルスが増殖する理論上のリスクから妊娠中の者には接種しません．また，接種後 2 か月間は妊娠を避けるように説明します．
- 輸血または免疫グロブリン製剤の投与を受けた者は，通常 3 か月以上の間隔をあけて接種します．川崎病などで免疫グロブリン大量療法（200mg/体重 kg 以上）を受けた者では，6 か月以上の間隔をあけて接種します．麻疹感染の危険性が低い場合は，免疫グロブリン大量療法後 1 年程度の間隔をあける場合もあります．

● 文献
1) 日本環境感染学会．医療関係者のためのワクチンガイド．第 2 版．環境感染誌　2014；29 Suppl：S5-10．
2) 平山宗宏．予防接種の歴史―人類への貢献．母子保健情報 2009；59：1-6．

水痘ワクチン 生

接種時期

- 1歳以上，3歳未満で，2回の接種を行います．
- 1回目の接種から3か月以上の間隔をあけて2回目の接種を行います（標準的には6～12か月の間隔）．
- 2014年10月に定期接種となりました．

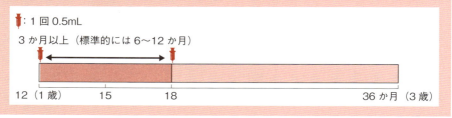

免疫原性の評価

- 酵素免疫法（enzyme immunoassay：EIA）によるIgG抗体，免疫粘着赤血球凝集反応法（immune adherence hemagglutination：IAHA）による抗体などを測定します．
- どれだけの抗体価を保有すれば発病を防げるかは確定していませんが，医療関係者では積極的な予防策が推奨されます．日本環境感染学会によるガイドライン[1]では，EIA-IgG抗体が陰性か±（境界域），IAHA抗体4倍未満，水痘抗原皮内テスト陰性を，医療関係者のワクチン接種判断基準としています．低い抗体価の場合には発症を予防できないことがあり，未罹患者でワクチンにより免疫を獲得する場合は2回接種を原則としています．

もし接種せずに発症したら…

- 水痘は，一般には"みずぼうそう"ともよばれ，特徴的な皮疹が出現します．紅斑から始まり丘疹そして水疱形成へと進み，膿疱から痂皮となり治癒します．発熱を伴う場合もあります．不顕性感染はほとんどありません．
- 合併症として，皮膚の細菌二次感染が時に起こります．黄色ブドウ球菌や溶

❶ 水痘重症化の可能性があるハイリスク者と臨床経過で注意すべき徴候

《重症化のハイリスク者》
- 白血病，悪性腫瘍患者
- 臓器移植後
- ステロイド薬や免疫抑制薬の治療中
- HIV陽性者，AIDS患者
- 放射線治療を受けている者
- 先天性免疫不全症
- 著明な栄養障害
- 妊婦（とくに第3三半期）
- 生後5～10日目の新生児に発症

《注意すべき臨床徴候》
- 発熱の遷延
- 新しい発疹の出現が長く続く
- 大型で中心の凹んだ水痘疹
- 出血性の発疹
- 全身状態不良
- 発疹数は少ないのに重篤感あり
- DICの徴候
- 原因不明の強度な腹痛，背部痛
- 咳，多呼吸，呼吸困難，胸痛

(中野貴司. 2013[2])

血性連鎖球菌が主な起因菌です．急速に症状が進行・悪化する劇症型溶連菌感染症を合併することがまれにあり，この場合予後は不良です．
- 中枢神経合併症として，髄膜脳炎や小脳失調があります．

✎ ひとくちメモ

- 基礎疾患や治療薬の影響により免疫抑制状態にある者など，水痘が重症化する頻度の高い宿主の存在が知られています（❶）[2]．医療が進歩した近年は，免疫低下状態にありながら社会生活をふつうに営んでいる者が増えており，彼らに感染を伝播させない注意が必要です．
- 妊娠20週以前の妊婦が水痘に罹患すると，数％の頻度で胎児に先天性水痘症候群（congenital varicella syndrome：CVS）を発症するリスクがあります．
- 接種後は90％以上で抗体陽転が認められます．ただし，接種済み者の罹患も認められます．ワクチン接種後罹患の場合は，水痘を発症しても軽症となる場合が多く，発疹数が少ない，水疱を形成しない，発熱を伴わない，短期間で治癒するなどがみられます．
- 感受性者が水痘あるいは帯状疱疹患者と接触した場合，72時間以内に水痘ワクチンを緊急接種すれば，発症の阻止あるいは軽症化が期待できます．すなわち，感染源に曝露した後の予防手段として，ワクチンを用いる場合があります．

● 文献
1) 日本環境感染学会. 医療関係者のためのワクチンガイド. 第2版. 環境感染誌 2014；29Suppl：S5-10.
2) 中野貴司. 麻疹・風疹・おたふくかぜ・水痘ワクチン. 小児看護 2013；36：459-66.

日本脳炎ワクチン　不活化

📅 接種時期

- 第1期3回，第2期1回，すなわち小児期に計4回の定期接種が定められています．
- 接種を忘れた場合，接種対象月齢範囲内であれば，気づいた時点での接種が勧められます．

▶第1期

生後6か月以上90か月未満が対象で，2回の初回免疫と1回の追加免疫から成ります．

①第1期初回免疫：

初回免疫は6～28日まで（1～4週間）の間隔で2回接種

3歳が標準的な接種期間

3歳以上は1回0.5mL，6か月以上3歳未満は1回0.25mLを接種

②第1期追加免疫：

初回免疫終了後6か月以上を経過した時点で1回接種

3歳以上は1回0.5mL，6か月以上3歳未満は1回0.25mLを接種

▶第2期

9歳以上13歳未満が対象で，0.5mLを1回接種します．

9歳が標準的な接種期間

*2005年の積極的勧奨差し控えにより接種機会を逃した者に対する措置

2005年5月から約5年間の積極的勧奨差し控え（❶）により接種機会を逃した者への措置として，1995年4月2日生まれから2007年4月1日生まれの者に対しては，彼らが20歳になるまでに計4回の日本脳炎ワクチンの接種機会が定期接種として確保されています．

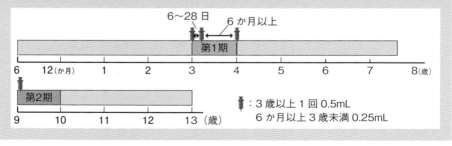

免疫原性の評価

- 日本脳炎ウイルスはウイルス血症を起こした後に，血液脳関門を経て中枢神経に侵入して脳炎を発症するので，血中の中和抗体によりウイルスの増殖を抑制すれば発症が予防できると考えられています．
- 受動免疫したマウスの感染実験では，血中に10倍の中和抗体価があれば，10^5 MLD$_{50}$（MLD$_{50}$：50％マウス致死量）の日本脳炎ウイルス感染を防御するという成績があります．蚊の1回の吸血で注入されるウイルス量は10^3～10^4 MLD$_{50}$で，10倍の血中中和抗体価が存在すれば感染を阻止できるとされます[1]．
- 現状では国内の検査会社で中和抗体価の測定はできません．

もし接種せずに発症したら…

- 日本脳炎は発熱，頭痛，嘔吐，意識障害，けいれんなどが主症状で，致命率が15～40％，回復しても後遺症を残すことが多く，とくに年少児と高齢者では予後が悪い疾患です．
- 一方，不顕性感染も多く，脳炎を発症するのは感染者100～1,000人に1人

❶日本脳炎ワクチンと予防接種制度の変遷

1954年	世界初の日本脳炎ワクチンが，わが国で実用化（"マウス脳由来"）
1965年	高度精製ワクチンへの改良（超遠心法など）
1967年	小児，高齢者を含む成人への積極的なワクチン接種（特別対策）
1976年	予防接種法改正により，日本脳炎ワクチンを臨時の予防接種に指定
1989年	ワクチンのウイルス株を中山株から北京株に変更
1995年	予防接種法改正（1994年）により，日本脳炎ワクチンは個別定期接種へ
2005年	第3期接種後にADEMを発症した児の健康被害認定を受けて，日本脳炎ワクチン接種の積極的勧奨差し控えの通達（厚生労働省，5月30日）
	第3期定期接種（14歳以上16歳未満が対象）を廃止（7月）
2009年	"細胞培養"日本脳炎ワクチンの承認（2月）と販売開始（6月）
2010年	第1期定期接種の積極的勧奨を再開（4月）
	第2期定期接種相当年齢の者への細胞培養ワクチン使用を承認（8月）
2011年	2005年の積極的勧奨差し控えにより接種機会を逃した者への接種機会確保と第1期・第2期積極的勧奨の対象拡大

で，無菌性髄膜炎や感冒様症状ですむこともあります．

ひとくちメモ

- ブタがウイルスを保有し，わが国では蚊（コガタアカイエカ）によってヒトに伝播されます．夏から秋にかけて流行し，近年最も患者発生が多いのは9月，次いで8月です．
- 西南日本で患者が目立ち，ブタの日本脳炎ウイルス保有率が高い地域と合致しています．
- 北海道では定期接種としては実施されておらず，任意接種の扱いになります（2015年5月現在）．
- 日本脳炎ワクチンは，世界で初めてわが国で実用化されました．その後の変遷を❶に示します．

● 文献
1) Oya A. Japanese encephalitis vaccine. Acta Paediatr Jpn 1988；30：175-84.

DT(ジフテリア・破傷風混合)ワクチン　不活化

📅 接種時期

- 11歳以上13歳未満が定期接種の対象です(乳幼児期のDPTを「第1期」とよぶのに対して,本年齢でのDT追加接種は「第2期」とよびます).
- 1回0.1mL接種します.
- 11歳の1年間が標準的な接種期間です.
- 接種を忘れた場合,気づいた時点での接種が勧められます.

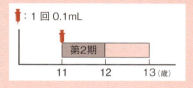

📈 免疫原性の評価

- DPT-IPVワクチンの項目(p.92)を参照.

✋ もし接種せずに発症したら…

- DPT-IPVワクチンの項目(p.93)を参照.

📝 ひとくちメモ1

- 年長児や成人の百日咳が世界的に増加しており,わが国の第2期接種に相当する接種機会をDTワクチンから百日咳抗原含有ワクチン(Tdap)に変更して追加接種を行う国が,欧米では増えました.
- わが国で使用される4社のDPTワクチンと海外のTdapワクチンに含まれる抗原成分の比較を❶❷に示しました[1, 2].わが国のDPTを規定の0.5mLより少ない0.2mL接種するとTdapと似た組成になり,国内における臨床研究の結果も報告されていますが[2],本接種量は正式に認められてはいません.

❶ 国内各社の DPT ワクチン 0.5mL に含有される抗原量

製造メーカー	PT（μg）	FHA（μg）	69 kD	fimbrie	D（Lf）	T（Lf）
阪大微研	23.5	23.5	—	—	≦15	≦2.5
化血研	8	32	—	—	≦16.7	≒2.5
武田薬品	3	34.5	7.5	1	≒15	≒2.5
北里第一三共	6	51.5	5	1	≒15	≒2.5

（製品概要など各社資料より作成，中野貴司．2011[1]；Okada K, et al．2010[2]）

❷ Tdap ワクチンの組成（海外で使用される 2 製剤）

製造メーカー	PT（μg）	FHA（μg）	69 kD	fimbrie	D（Lf）	T（Lf）
Sanofi Pasteur	2.5	5	3	5	2	5
Glaxo Smith Kline	8	8	2.5	—	2.5	5

（製品概要など各社資料より作成，中野貴司．2011[1]；Okada K, et al．2010[2]）

✏️ ひとくちメモ 2

- PT：百日咳毒素（pertussis toxin）は百日咳菌の主要病原因子で，菌体表面に広く局在し，FHA とともに感染時の菌の付着に重要な役割を果たします．無毒化された PT トキソイドはすべての精製百日咳ワクチンに含まれ，百日咳ワクチンに必須な防御抗原です．
- FHA：線維状赤血球凝集素（filamentous hemagglutinin）は，菌体表面と菌体周囲に分泌される線維状構造のタンパク質です．FHA は感染防御抗原の一つと考えられ，高い免疫原性を有し，精製百日咳ワクチンの主要成分です．
- 69kD：SDS 電気泳動の所見からこのように呼称されますが，pertactin（PRN）ともよばれます．宿主細胞への菌の定着に関与する防御抗原の一つと考えられていますが，本成分を含まないワクチンも存在します．
- fimbrie：百日咳菌の菌体表面に存在する線毛抗原で，凝集原として凝集反応に関与します．本成分を含まないワクチンも存在します．
- D：ジフテリアトキソイド（diphtheria toxoid）
- T：破傷風トキソイド（tetanus toxoid）

● 文献
1) 中野貴司．DPT．総合臨床 2011；60：2259-65．
2) Okada K, et al. Safe and effective booster immunization using DTaP in teenagers. Vaccine 2010；28：7626-33．

ヒトパピローマウイルスワクチン 不活化

📅 接種時期

- 2価ワクチン（サーバリックス®），4価ワクチン（ガーダシル®）（❶）．ともに定期接種の対象者は小学校6年生，中学1〜3年生，高校1年生の女子で，中学1年生での接種が標準とされています．
- 子宮頸がんや尖圭コンジローマの原因となるヒトパピローマウイルスは主に性行為で感染しますから，初めての性交前に接種することが，疾病予防に最も効果があります．
- 年齢を経て性交渉の回数が増加するにつれて，本ワクチンでヒトパピローマウイルスによる疾患を予防できる有効率は徐々に低下します．

▶接種回数と間隔

① 2価ワクチン：0，1，6か月で3回接種（筋肉内注射）．各0.5mL．
② 4価ワクチン：0，2，6か月で3回接種（筋肉内注射）．各0.5mL．
＊同一のワクチンを用いて接種を完了します．

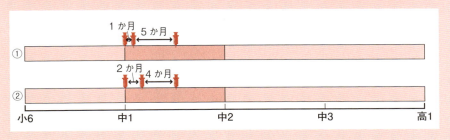

📊 免疫原性の評価

- ヒトパピローマウイルスは100種類以上の型に分類され，16型や18型は子宮頸がんなど悪性腫瘍，6型や11型は尖圭コンジローマなど良性腫瘍の原因となります．防御免疫は型特異的ですが，一部の類縁の型には交差免疫が期待できる場合があります．
- 型特異的な抗体の上昇によりワクチンの免疫原性を評価しますが，現状では国内の検査会社で抗体価の測定はできません．

❶ 2価 HPV ワクチンと 4価 HPV ワクチン

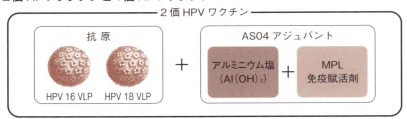

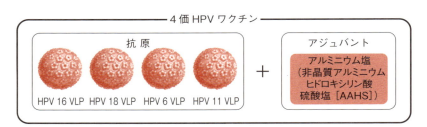

VLP：ウイルス様粒子，MPL：モノホスホリルリピド A

- 疾患の発症を予防できる抗体価はわかっていません．

もし接種せずに発症したら…

- ヒトパピローマウイルスは特定の者のみが保有するウイルスではなく，誰にでも感染の機会があります．なかには無症状のウイルス保有者もいます．
- ヒトパピローマウイルスに感染しても，子宮頸がんなどの症状を呈する者はごく一部で，大多数の者ではやがてウイルスは排除されます．また，発がんまでの潜伏期間も数年以上と長く，そのために，誰もが感染する可能性があることが，かえって十分には理解されていません．
- ウイルスに出会う前すなわち初交前にワクチンを接種しておくことが，子宮頸がんの予防には大切です．

ひとくちメモ

- 2010年秋，国による「子宮頸がん等ワクチン接種緊急促進事業」が制定され，2011年からは国内ほとんどの自治体で，ヒトパピローマウイルスワクチンが公費

助成で接種できるようになりました．この事業は，3種類のワクチン（ヒトパピローマウイルス，Hib，肺炎球菌結合型）の近未来の定期接種化をめざして始められました．
- そして2013年4月から，ヒトパピローマウイルスワクチンは定期接種になりました．

ヒトパピローマウイルスワクチンの定期接種の対応について（平成27年5月現在）

- 平成25年6月14日に開催された厚生科学審議会予防接種・ワクチン分科会副反応検討部会，薬事・食品衛生審議会医薬品等安全対策調査会（合同開催）において，「ワクチンとの因果関係を否定できない持続的な疼痛が，HPVワクチンの接種後に特異的にみられたことから，この副反応の発生頻度等がより明らかになり，国民に適切な情報提供ができるまでの間，定期接種を積極的に勧奨すべきではない」とされ，厚生労働省により積極的な接種勧奨の一時差し止めが決定されました．
- 平成27年5月現在，HPVワクチンの安全性については調査結果をもとに上記審議会で議論しているところであり，厚生労働省による積極的な接種勧奨の差し止めが持続している状態にあります．

●文献

1) Garland SM, et al. Quadrivalent Vaccine against Human Papillomavirus to Prevent Anogenital Diseases. N Engl J Med 2007；356（19）：1928-43.
2) Lehtinen M, et al. Overall efficacy of HPV-16/18 AS04-adjuvanted vaccine against grade 3 or greater cervical intraepithelial neoplasia: 4-year end-of-study analysis of the randomised,double-blind PATRICIA trial. Lancet Oncol 2012；13：89-99.

インフルエンザワクチン（高齢者，定期接種B類疾病） 不活化

📅 接種時期

- 定期接種B類疾病の対象者は，下記の者です．
  ① 65歳以上の者
  ② 60歳以上65歳未満で，心臓，腎臓，呼吸器機能に障害をもつ者，およびヒト免疫不全ウイルスにより免疫機能に障害をもつ者
- 毎年，10〜12月中旬が適切な接種期間です．インフルエンザ流行シーズンが1〜3月であること，ワクチンが効果を維持する期間が接種後約2週間〜5か月とされていることが理由です．
- 接種回数は，毎年1回です．

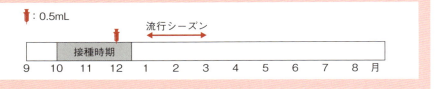

📈 免疫原性の評価

- 通常，赤血球凝集抑制法（hemagglutination inhibition：HI）により抗体価を測定します．
- HI抗体価の高い集団は，抗体価が低い集団よりもインフルエンザ罹患を免れる者が多いという研究報告は数多くありますが，個々の者がどれだけの抗体価を保有すれば発病を防ぐことができるかは不明です．
- 海外では，ワクチンの免疫原性の評価指標として，欧州医薬品庁（The European Agency for the Evaluation of Medicinal Products：EMA）による評価基準（❶）などがあります．EMAによる評価基準は18歳以上を対象としており，60歳を境に基準値が異なり，高齢者ではやや緩い基準が適用されます[1,2]．

> **❶ EMA によるインフルエンザワクチンの免疫原性評価基準**
>
> - 抗体保有率：接種後 HI 抗体価 40 倍以上の者の割合
>   18〜60 歳＞70％，60 歳以上＞60％
> - 抗体陽転率：
>   「HI 抗体価が接種前に＜10 倍かつ接種後 40 倍以上」
>   または「HI 抗体価の変化率が 4 倍以上」の者の割合
>   18〜60 歳＞40％，60 歳以上＞30％
> - GMT 変化率：
>   幾何平均抗体価（GMT）の接種前後の増加倍率
>   18〜60 歳＞2.5 倍，　60 歳以上＞2 倍

EMA による評価基準は，不活化インフルエンザワクチンの製造株を，流行シーズン前に変更する際に，有効性（予防効果）と相関する免疫原性の評価を目的として設定されたもので，3 項目ある基準のうち 1 項目以上を満たすことが条件とされます．

(EMA．1997[1]；中野貴司．2012[2])

もし接種せずに発症したら…

- 高齢者や基礎疾患のある者にとってインフルエンザは大きな疾病負担です．肺炎など呼吸器合併症により，多くの命が奪われています．
- インフルエンザにかかると，重篤な合併症をきたすことや，入院や長期臥床により日常生活レベルが低下することもしばしばあります．
- わが国の多施設共同研究では，施設や病院に入所・入院中の 65 歳以上高齢者では，インフルエンザワクチン接種（単回接種）により，流行期の死亡リスクが 0.2 以下，発病リスクが 0.45〜0.66 に減少しました[3]．すなわちワクチンの有効率は，評価指標を"死亡回避"とした場合 80％以上，"発病予防"とした場合 34〜55％でした．米国でも，65 歳以上高齢者における発病予防効果は 30〜40％，死亡回避は 80％という結果が得られています[4]（❷）．

ひとくちメモ

- 平成 13 年の予防接種法改正により，高齢者に対するインフルエンザワクチンが二類疾病（定期接種）になりました．その後，平成 25 年 4 月の予防接種法改正により「二類疾病」は「B 類疾病」という呼称に変更されました．
- B 類疾病とは個人予防，すなわち個人の発病や重症化防止目的に比重をおいた疾病です．対象者に予防接種を受ける努力義務はなく，自らの意思と責任で希望者

❷ 不活化インフルエンザワクチンの高齢者における有効性（日本と米国）

国	指標	有効率
日本	死亡回避	80%以上
	発病予防	34〜55%
米国	死亡回避	80%
	入院回避	50〜60%
	発病予防	30〜40%

＊日本は不活化 HA ワクチン、米国はスプリットワクチンによる成績

（神谷齊．平成9〜11[3]，CDC．2006[4]）

が受けるという位置づけです．
- 対象者の意思確認が困難な場合は，家族やかかりつけ医の協力により対象者の意思確認を行います．

● 文献

1) The European Agency for the Evaluation of Medicinal Products. Committee for proprietary medicinal products（CPMP），Note for guidance on harmonization of requirements for influenza vaccines, 1-18 (1997). (CPMP/BWP/214/96).
2) 中野貴司．ワクチンの効果と改善策は？　鈴木宏，渡辺彰編．インフルエンザの最新知識 Q&A 2012 ―パンデミック H1N1 2009 の終焉を迎えて．大阪：医薬ジャーナル社；2012．p.118-22.
3) 平成9〜11年度厚生科学研究（新興，再興感染症研究事業）報告書「インフルエンザワクチンの効果に関する研究」（主任研究者：神谷齊）
 http://www.mhlw.go.jp/shingi/2010/01/d1/s0015-8c.pdf
4) CDC．Chapter16；Influenza．In：National Immunization Program Pink Book. 9th ed. Atlanta：CDC；2006．p.233-53.

23価肺炎球菌多糖体ワクチン（高齢者，定期接種B類疾病） 不活化

接種対象

- 定期接種B類疾病の対象者は，下記の者です．
  ① 65歳の者（ただし①は平成31年度から実施の予定）
  ② 60歳以上65歳未満で，心臓，腎臓，呼吸器機能に障害をもつ者，およびヒト免疫不全ウイルスにより免疫機能に障害をもつ者（インフルエンザの定期接種B類疾病対象者と同様）
  ③ 平成26年度から平成30年度までの間は，経過措置として，前年度の末日に各64歳，69歳，74歳，79歳，84歳，89歳，94歳，99歳の者（各当該年度に65歳，70歳，75歳，80歳，85歳，90歳，95歳，100歳となる者）が対象です．
- 13価肺炎球菌結合型ワクチンは定期接種B類疾病には使用しません（2015年5月現在）．
- 定期接種として認められるのは1回の接種で，すでに23価肺炎球菌多糖体ワクチンの接種を受けたことがある者は対象外です．
- 他のワクチン（たとえばインフルエンザワクチン）との同時接種が可能です．身体の別の部位（たとえば左上腕と右上腕）にそれぞれ接種します．

免疫原性の評価

- 肺炎球菌の莢膜多糖体血清型特異的IgG抗体を，酵素免疫法（enzyme immunoassay：EIA）で測定し評価しますが，現状では国内の検査会社で測定はできません．
- 防御免疫は基本的に血清型に特異的なものですが，一部は類縁の血清型菌にも弱いながら交差活性をもつものもあるとされます．
- 個体の免疫能を評価するためには，血清中のIgG抗体だけではなく，食細胞による細菌の貪食と直接関係するオプソニン活性（opsonophagocytic activity〈OPA〉titers）も大切です．ただし，本検査も検査会社では実施できません．

もし接種せずに発症したら…

- 肺炎は日本人の死因の第3位であり，その95％以上は65歳以上の高齢者です．
- 肺炎球菌は，肺炎の原因微生物のなかで最も頻度が高いものの一つです．
- 基礎疾患のある者にとっても，肺炎をはじめとする肺炎球菌感染症は生命にかかわる大きな脅威です．（「2歳以上の脾摘患者における肺炎球菌による感染症の発症予防」の目的で使用した場合にのみ，健康保険給付されます．）

ひとくちメモ

- 23価肺炎球菌多糖体ワクチンは，日本では1988年に承認されました．しかし，定期接種でなかったころは，長らく接種率の低い状況が続いていました．
- 先進国のなかでも高齢化が急速に進む日本では，肺炎球菌への予防策はさらに重要となってきます．
- 2歳未満では肺炎球菌多糖体ワクチンの十分な効果が期待できません：莢膜多糖体抗原は，T細胞非依存性抗原であり，B細胞を直接刺激することにより免疫を付与するとされています．ところが，乳児や年少児のB細胞はまだ未熟であり，莢膜多糖体抗原の刺激に十分に反応することができません．したがって，肺炎球菌多糖体ワクチンは2歳未満の者では十分な効果を期待できません．
- 乳児や年少児における侵襲性肺炎球菌感染症の予防には，莢膜多糖体抗原にキャリアタンパクを結合させた結合型ワクチンを使用します（「肺炎球菌結合型ワクチン」p.89を参照）．

● 文献

1) Borgono JM, et al. Vaccination and revaccination with polyvalent pneumococcal polysaccharide vaccines in adults and infants. Proc Soc Exp Biol Med 1978；157：148-54.
2) Musher DM, et al. Safety and antibody response, including antibody persistence for 5 years, after primary vaccination or revaccination with pneumococcal polysaccharide vaccine in middle-aged and older adults. J Infect Dis 2010；201：516-24.

任意接種
（定期以外の予防接種）

- 予防接種法で規定された疾病以外の予防接種は，「任意接種」とよばれます．
- 自治体が接種費用の一部を助成している場合もありますが，原則として自己負担で接種します．
- 「任意接種」というと，"打ちたい人だけが打つワクチン"と考えられがちですが，病気を予防するためには定期接種と同じくらいに大切なワクチンです．
- B型肝炎ワクチンは，世界の多くの国で，すべての子どもたちを対象に公的接種が行われていますが，日本では母子感染防止対策が健康保険でカバーされる以外は，長きにわたって任意接種でした．2015年1月に厚生労働省予防接種・ワクチン分科会により，わが国でもこのワクチンを広く小児に接種する方向性が示されました．
- 世界保健機関（World Health Organization：WHO）は，ロタウイルスワクチンをすべての子どもに接種するワクチンとして推奨しています．
- おたふくかぜワクチンは，MMR（麻疹・おたふくかぜ・風疹混合）ワクチンとして，公的接種が行われている国が多いですが，日本では任意接種です．
- B型肝炎ワクチンは小児ばかりでなく，医療関係者の職業感染予防の目的や，針刺し事故後の対策としても用いられます．また，海外渡航者にも接種したいワクチンです．
- 海外渡航者に接種が勧められるワクチンとして，B型肝炎の他にA型肝炎，狂犬病，黄熱，破傷風，日本脳炎，髄膜炎菌などがあります．
- 破傷風や日本脳炎は，小児期の定期接種を済ませて何年か経過した後の成人における追加接種の規定が，日本では明文化されていません．
- 海外渡航者の健康を守るワクチン（トラベラーズワクチン）として，海外では腸チフスワクチン，コレラワクチン，ダニ媒介脳炎ワクチンなどが通常使われていますが，日本では承認された製剤がありません．

B型肝炎ワクチン（母子感染予防） 不活化

📅 接種時期 (メモ1・2)

出生時

- 抗HBs人免疫グロブリン（hepatitis B immunoglobulin：HBIG）200単位（1mL）を，出生後できるだけ早期（生後12時間以内を目安）に筋肉内注射．
- HBIGは，通常0.5mLずつ2か所に分けて，左右の大腿の前外側に接種します．
- B型肝炎ワクチンを，出生後できるだけ早期（生後12時間以内を目安）に，0.25mL皮下注射（1回目）

生後1か月

- B型肝炎ワクチン0.25mLを皮下注射（2回目）

生後6か月

- B型肝炎ワクチン0.25mLを皮下注射（3回目）

＊B型肝炎母子感染予防のスケジュールは，2013年に従来の方式（生後2，3，5か月にワクチン接種）から，新しい方式（生後0，1，6か月にワクチン接種）に変更となりました．

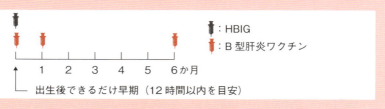

📊 免疫原性の評価

- HBs抗体価を測定します．10mIU/mL以上が感染防止レベルの抗体価とされます．
- 一般の検査会社で，化学発光免疫測定法（chemiluminescent immunoassay：CLIA）による測定が可能です．
- 母子感染予防の接種スケジュールで，抗体獲得を確認する時期は3回目接種の1か月後，すなわち生後7か月です．

もし接種せずに発症したら…

- 妊婦がHBs抗原陽性，HBe抗原陽性で，出生児に無処置の場合，児の85～90％がB型肝炎ウイルスに感染し，そのほとんどがキャリアになります[1]．
- 妊婦がHBs抗原陽性，HBe抗体陽性で，出生児に無処置の場合，児の6～8％にB型肝炎ウイルスの一過性感染が起こり，劇症化する場合もあります[1]．

ひとくちメモ1

- HBs抗原陽性の妊婦から出生した児に対する予防ワクチンの投与は，日本では1986年からB型肝炎母子感染防止事業として実施され，小児のキャリアは激減しました．
- 1995年からは健康保険給付により，HBIGとワクチンの投与，抗原・抗体検査が行われています．
- 一方海外では，すべての乳児にB型肝炎ワクチンを接種するuniversal vaccinationを行っている国が多く，日本でも2015年1月，厚生労働省により，B型肝炎ワクチンを広く小児に接種する方向性が示されました．

ひとくちメモ2

抗HBs人免疫グロブリン（HBIG）とB型肝炎ワクチンの投与は，出生後できる限り速やかに！
乳児期の接種スケジュールは，漏れなく，忘れずに！

- HBs抗原陽性の妊婦から出生した児に対するHBIGとB型肝炎ワクチンの投与は，出生後できるだけ速やかに行うことが大切です．分娩時に児は母親の血液と濃厚に接触するわけですから，当然理解できることです．
- また，里帰り分娩を含め，産科と小児科の連携不足や医療関係者の知識不足，対象者への情報提供不足などにより，スケジュール通りの母子感染予防対策が講じられずに児がキャリアになってしまう例があります．ワクチンによる予防に関する十分な普及・啓発が望まれます．

● 文献
1) 須磨崎亮ほか．B型肝炎ワクチン—ユニバーサルワクチネーションの必要性．小児科診療 2012；75：677-81．
2) 田中孝明．B型肝炎ワクチンその他重要ポイント．尾内一信編．保健指導者のための子どもの感染症と予防接種の手引き．第2版．東京：母子衛生研究会；2012．p.54．

B型肝炎ワクチン（母子感染予防以外） 不活化

接種スケジュール

- 10歳以上は0.5mLずつを，4週間隔で2回，さらに，20〜24週を経過した後に1回，皮下または筋肉内に注射します（計3回接種）．
- 10歳未満は0.25mLずつを，同様の投与間隔で皮下に注射します（計3回接種）．
- 接種後に十分な抗体価が獲得されていない場合，追加接種で獲得できる場合があります．

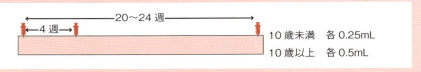

免疫原性の評価

- HBs抗体価を測定します．10mIU/mL以上が感染防止レベルの抗体価とされます．
- 一般の検査会社で，化学発光免疫測定法（chemiluminescent immunoassay：CLIA）による測定が可能です．
- いったん十分に獲得された抗体価が，年数を経て低下し陰性化する場合があります．このような場合でも，免疫記憶をもつリンパ球は残存しており，いちど抗体価が基準値以上に陽転化した者については，その後抗体が陰性化しても追加接種は不要という考え方が海外では主流です．わが国では確定した見解に至っていませんが，長期的な予防効果の検討は今後必要です．

もし接種せずに発症したら…

- B型肝炎は，時に劇症肝炎を起こし生命にかかわる疾患です．また，慢性化し肝硬変や肝細胞癌にもなります（❶）[1]．
- 血液や体液と接触する機会の多い医療関係者以外にも感染の機会があります

❶ B型慢性肝炎の自然経過

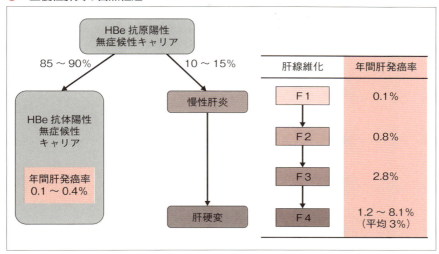

(酒井明人, 金子周一. 2008[1])

❷ B型肝炎ウイルスの主要感染経路

血液感染	・B型肝炎ウイルスを含有する血液への曝露 ・注射針による針刺し事故 ・臓器移植 ・適切に消毒されていない器具による医療行為
性感染	・唾液や体液との濃厚接触
母子感染（垂直感染）	・ウイルスキャリアの母親から生まれる新生児
水平感染	・家族内感染や集団内での感染 ・その他

(❷).
- 海外で不慮の事故や疾病などで医療機関を受診する可能性は誰にもあります．途上国では，B型肝炎ウイルスのキャリア率が高いことに加えて，医療器具の消毒，輸血血液の安全性などが徹底されていないところもあります[2]．
- 国内外で，B型肝炎は性感染症としても伝播します．
- 母子感染（垂直感染）以外に，父子感染など水平感染も報告されています[3]．

❸ 小児の水平感染に関する検討

- 小児における水平感染事例の報告があるが，大規模疫学調査でのHBs抗原の陽性率は0.025%（95%CI, 0.022〜0.027%）と推計された．
- HBc抗体陽性者はHBs抗原陽性者の数倍以上存在することなどから，過去にB型肝炎ウイルスに曝露した小児が一定程度いるものと考えられる．
- 17〜21歳においても上記と同様の傾向がみられ，それぞれの陽性率（HBs抗原0.02〜0.03%，HBc抗体0.20〜0.25%）に大きな差違を認めないことから，幼少期に特定の小児でウイルス感染が生じている可能性などが考えられる．
- 全出生者を対象に予防接種を実施することで，長期的には，B型肝炎による社会的疾病負荷のさらなる軽減につながるものと考えられる．

（第6回厚生科学審議会予防接種・ワクチン分科会〈2015年1月15日〉資料3より）

❹ 交差反応の検討

- 遺伝子型C由来のB型肝炎ワクチンを接種することで，遺伝子型AのB型肝炎ウイルスに対しても予防効果があることが示唆された．
- わが国に流通する遺伝子型AおよびC由来のB型肝炎ワクチンの，いずれの接種によっても，異なる遺伝子型のB型肝炎ウイルスに対する予防効果があると考えられる．

＊遺伝子型A由来のB型肝炎ワクチン：ヘプタバックス®-Ⅱ
　遺伝子型C由来のB型肝炎ワクチン：ビームゲン®注

（第6回厚生科学審議会予防接種・ワクチン分科会〈2015年1月15日〉資料3より）

📝 ひとくちメモ1

- わが国でB型肝炎ワクチンは，母子感染予防が健康保険給付の対象（p.124参照）である以外は任意接種の扱いです．
- 一方，WHOは1992年に全世界に対して全乳児を対象としたB型肝炎ワクチンの接種を推奨し，海外では先進国・途上国を含め定期接種としてすべての小児に接種している国が多くあります．
- 海外での就学や留学に際して，B型肝炎ワクチンの接種を済ませていることを要求される場合も多く，国際標準との歩調を念頭においてわが国でも定期接種化が望ましいと考えられてきました．2015年1月に厚生労働省によりB型肝炎ワクチンを広く小児に接種する方向性が示されました．
- 接種後の抗体陽転率や抗体価の高さは，一般に接種時の年齢が若いほど良好な結果が得られています[3]．
- 近年わが国では，成人でも持続感染しやすいといわれる遺伝子型Aのウイルスによる B型肝炎が増加しており，予防の大切さが再認識されています[1, 3]．

📝 ひとくちメモ2　B型肝炎ワクチンの厚生科学審議会での審議の現状

- B型肝炎ワクチンは，予防接種制度の見直しについての第二次提言（2012年5月），

❺ B型肝炎ワクチンを仮に国民に対して広く接種機会を提供する場合の対応案

- 予防接種対象年齢は出生後から生後 12 か月までとする.
- 標準的には,生後 2 か月からの B 型肝炎ワクチン接種を実施する(生後 2 か月,3 か月,7〜8 か月での接種.感染のリスクが高い場合には出生直後の予防も考慮する).
- 使用するワクチン製剤は遺伝子型 A 型,C 型どちらのウイルス由来の製剤も選択可能とする.

* 遺伝子型 A 由来の B 型肝炎ワクチン:ヘプタバックス®-Ⅱ
遺伝子型 C 由来の B 型肝炎ワクチン:ビームゲン®注

(第 6 回厚生科学審議会予防接種・ワクチン分科会〈2015 年 1 月 15 日〉資料 3 より)

予防接種法の一部を改正する法律案に対する附帯決議(2013 年 3 月)に基づき,定期接種化の必要性が検討されてきました.定期接種化の課題として,小児期の水平感染の実態のさらなる把握,異なる遺伝子型(A 型と C 型)ウイルスに対するワクチンの予防効果に関する検討などがあげられていました.

- 第 12 回厚生科学審議会予防接種・ワクチン分科会予防接種基本方針部会(2015 年 1 月 9 日),第 6 回厚生科学審議会予防接種・ワクチン分科会(2015 年 1 月 15 日)において,これら技術的課題に関して,これまでの検討結果が報告されました(❸❹).そして,B 型肝炎ワクチンを仮に国民に対して広く接種機会を提供する場合の対応案が審議され,❺の内容が承認されました.
- ただし,これはあくまで技術的検討の結果です.今後,国民に対して広く接種機会を提供するしくみとして実施するためには,ワクチンの供給・実施体制の確保,必要となる財源の捻出方法などの検討を行ったうえで,関係者の理解を得るとともに,副反応も含めた予防接種施策に対する国民の理解が必要となります.
- 以上が,B 型肝炎ワクチンの 2015 年 5 月時点での厚生科学審議会での審議の現状ですが,このワクチンをわが国でも広く小児に接種する方向性が確認され,海外諸国との「ワクチン・ギャップ」を解消する歩みがまた一歩前へ進んだといえます.

ひとくちメモ 3　HBs 抗原陽性血液による汚染事故後の B 型肝炎発症予防

- B 型肝炎ワクチンと HBIG は,HBs 抗原陽性血液による汚染事故後の B 型肝炎発症予防の目的でも使用されます(HBe 抗原陽性血液の場合は保険適用)が,この場合も受傷後できる限り早期の投与が大切です.

- 汚染事故後のワクチンスケジュールは，事故発生後なるべく早い時期（HBIG と併用可．ただし，別の部位に接種）に 1 回目の接種．初回注射の 1 か月後および 3〜6 か月後の計 3 回接種を行います．10 歳以上の者へのワクチン 1 回接種量は 0.5mL です．

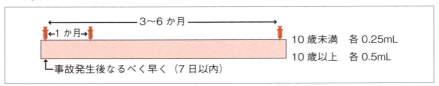

● 文献

1) 酒井明人，金子周一．ウイルス性慢性肝炎の自然経過とチェックポイント．診断と治療 2008；96：429-34．
2) 日本渡航医学会．海外渡航者のためのワクチンガイドライン 2010．東京：協和企画；2010．
3) 須磨崎亮ほか．B 型肝炎ワクチン—ユニバーサルワクチネーションの必要性．小児科診療 2012；75：677-81．

● 参考資料

- 感染症エクスプレス＠厚労省（Vol.181，2015 年 1 月 9 日）
  http://kansenshomerumaga.mhlw.go.jp/backnumber/2015-01-09.html
- 第 12 回厚生科学審議会予防接種・ワクチン分科会予防接種基本方針部会（2015 年 1 月 9 日）
  http://www.mhlw.go.jp/stf/shingi2/0000070705.html
- 感染症エクスプレス＠厚労省（Vol.182，2015 年 1 月 16 日）
  http://kansenshomerumaga.mhlw.go.jp/backnumber/2015-01-16.html
- 第 6 回厚生科学審議会予防接種・ワクチン分科会（2015 年 1 月 15 日）
  http://www.mhlw.go.jp/stf/shingi2/0000071278.html

ロタウイルスワクチン 生

📅 接種時期

- 単価（ロタリックス®）と5価（ロタテック®）の2種類のロタウイルスワクチン（）がありますが，両ワクチンとも生後6週から接種が可能です．どちらも経口接種です．
- 初回接種は，生後14週6日までに行うことが推奨されています（**メモ**）
- 計2回接種のロタリックス®は生後24週までに，計3回接種のロタテック®は生後32週までに接種を完了させます．
- 接種間隔は4週間以上あけます．

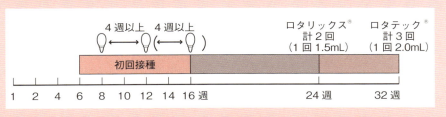

＊互換性は証明されていないので，同一のワクチンを用いて接種を完了します．

📈 免疫原性の評価

- ロタウイルス外殻表面のVP7とVP4は，それぞれG型，P型の血清型および遺伝子型を規定するタンパクで，ウイルスの中和に関係する主な感染防御抗原です．ロタウイルスワクチンにより誘導される防御免疫は，このVP7，VP4と密接に関係します．
- しかし，感染予防や重症化防止の指標となる免疫グロブリンの種類や抗体価は特定できておらず，ワクチンの免疫原性の評価は困難です．
- 臨床試験においては，ワクチン接種群と対照（非接種）群とで，発病者や重症患者数を前向き調査して，ワクチンの有効性が評価されました．

✋ もし接種せずに発症したら…

- 両ワクチンとも，接種群と対照群とを比較した臨床試験において，重症のロ

❶ロタウイルスワクチン

```
                経口投与型弱毒生ワクチン
        ┌───────────────┴───────────────┐
   単価ヒト弱毒化株                5価再集合体弱毒化株
（経口弱毒生ヒトロタウイルスワクチン）    （5価経口弱毒生ロタウイルスワクチン）
```

G1P[8]

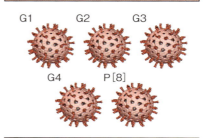

単価ヒト弱毒化株	5価再集合体弱毒化株
ヒト由来G1P[8]株を継代培養し精製	ウシロタウイルスに, ヒトロタウイルスの遺伝子情報（G1, 2, 3, 4, P[8]）を組込み

- 商品名：ロタリックス®内用液
- 生後6週から接種可能
- 初回接種は生後14週6日までを推奨
- 4週間以上の間隔をあけて2回接種
- 生後24週までに接種を完了させる
- 1回接種量 1.5mL

- 商品名：ロタテック®内用液
- 生後6週から接種可能
- 初回接種は生後14週6日までを推奨
- 4週間以上の間隔をあけて3回接種
- 生後32週までに接種を完了させる
- 1回接種量 2.0mL

タウイルス胃腸炎を予防できる有効率は90％以上, ロタウイルス胃腸炎にかかることを予防できる有効率は80％程度と報告されています[1,2].
- ロタウイルス胃腸炎で最も注意すべき合併症は脱水ですが, 脳炎・脳症や腎後性腎不全の報告もあります.

📝 ひとくちメモ

- **腸重積のリスク**：各国で市販後調査として, より多数例に対しての解析が進行中です. 1999年に回収されたロタシールド®よりは低いですが, とくに初回接種後1週間程度は, リスク比の上昇が認められるという報告が多くあります. しかし, ワクチンによる予防でもたらされる有益性が副反応のリスクを上回ると, 現状では世界的に理解されています.

- **ロタウイルスワクチンの初回接種時期は生後14週6日までを推奨**：乳児早期に接種することが必要な理由は2つです．まずは，ロタウイルス胃腸炎は生後3～6か月ごろから患者数が増えますから，病気にかかってしまう前に予防することがワクチン本来の目的です．もう一つは，安全性の観点です．かつて，1998年に米国で導入されたロタウイルスワクチン（商品名：ロタシールド®）は，接種により腸重積発症のリスクが上がるという報告がなされ，使用が中止されたという経緯があります．このときに，乳児後期の接種，とくに初回接種の月齢が遅いと腸重積のリスクがより高くなるという結果でした．
- 現在用いられている2つのワクチンは，腸重積に対する安全性を確かめるためにワクチン史上最大規模の臨床試験を行い，かつてのロタウイルスワクチンよりも安全なものであることが確認されています．乳児後期は，もともと特発性の腸重積が増加する時期でもあり，乳児早期に接種を開始し，そして完了するというスケジュールが採用されています．有効性と安全性の両面から，乳児早期に接種することが重要です．

● 文献

1) Vesikari T, et al. Safety and efficacy of a pentavalent human/bovine（WC3）reassortant rotavirus vaccine．N Engl J Med 2006；354：23-33．
2) Vesikari T, et al. Efficacy of human rotavirus vaccine against rotavirus gastroenteritis during the first 2 years of life in European infants: randomised, double-blind controlled study．Lancet 2007；370：1757-63．

おたふくかぜワクチン 生

📅 接種時期

- 1歳以上が接種対象です．
- 1回の接種でも予防効果は認められますが，本ワクチンを定期接種する海外諸国（❶）では確実な予防のために2回接種が行われています．
- 日本小児科学会は2回接種を推奨し，1回目は生後12か月以上16か月未満，2回目は5歳以上7歳未満が接種推奨期間です．

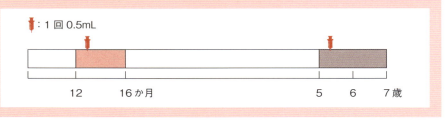

📊 免疫原性の評価

- 酵素免疫法（enzyme immunoassay：EIA）によるIgG抗体や中和法（neutralization test：NT）を用いますが，一般に検査会社で測定できるのはEIAによるIgG抗体です．
- どれだけの抗体価を保有すれば発病を100％防ぐことができるかは確定していません．たとえば，医療関係者ではとくに積極的な予防策の実践が推奨されます．日本環境感染学会によるガイドライン[1]では，EIA-IgG抗体価が陰性か±（境界域）の場合を，医療関係者のワクチン接種判断基準としています．低い抗体価の場合には発症を予防できないことがあり，未罹患者でワクチンにより免疫を獲得する場合の接種回数は2回を原則としています．

✋ もし接種せずに発症したら…

- おたふくかぜは，"ムンプス"あるいは"流行性耳下腺炎"ともよばれ，唾液腺の腫脹と痛みが主症状で，しばしば発熱を伴います．耳下腺炎がよく知られていますが，顎下腺の症状が強いこともあります．感染しても症状を呈

❶ おたふくかぜワクチンを定期接種として行っている国（2011 年現在）

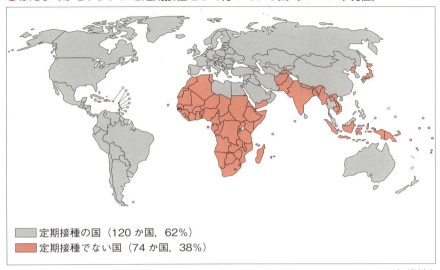

■ 定期接種の国（120 か国，62％）
■ 定期接種でない国（74 か国，38％）

（WHO〈http://www.who.int/immunization_monitoring/diseases/Mumps_map_schedule.jpg〉資料をもとに作成）

❷ おたふくかぜの症状と合併症

	臨床所見	調査による出現頻度
腺組織	耳下腺炎	83〜100％
	顎下腺炎/舌下腺炎	1〜53％
	精巣炎/精巣上体炎	1〜31％（12 歳以上男性）
	卵巣炎	1〜17％未満
	乳腺炎	1〜31％未満（12 歳以上女性）
	膵炎	1〜27％未満
神経組織	無菌性髄膜炎（強い頭痛や項部硬直を認める者）	1〜17％未満
	脳炎	1〜2％未満
その他	心筋炎（心電図異常で定義）	1〜15％
	腎炎	1％未満
	聴力障害（一過性と非可逆性）	1〜7％未満

（Rubin SA, Plotkin SA. 2013[2] をもとに作成）

- さない不顕性感染者が 20% 程度あります（❷）[2]．
- おたふくかぜにはさまざまな合併症があります（❷）．無菌性髄膜炎の予後は一般に良好ですが，脳炎は死亡や後遺症につながります．
- 難聴を合併することがあり，一過性のものまで含めると頻度は数％以上ともいわれます[2]．後遺症につながるような高度の難聴は，海外では罹患者約2万人に1人程度との報告[3]があります．日本では，約1,000人に1人の頻度で難聴を合併するという調査結果[4]もあります．片側性難聴が多く，不顕性感染でも難聴になることがあります．
- 精巣炎や卵巣炎は，年長児や成人で高頻度に認められますが，不妊症となることはまれです．

ひとくちメモ

- おたふくかぜワクチンの副反応に無菌性髄膜炎があり，接種後2〜4週間ごろに起こります．日本で現在使用されているおたふくかぜワクチンによる髄膜炎の合併率は1,600〜2,300接種あたり1例といわれ[5]，自然感染による合併率（❷）と比較すれば低い頻度です．
- 日本では，1989年4月から1993年4月までは麻疹・おたふくかぜ・風疹混合（measles-mumps-rubella：MMR）ワクチンが使用され，その期間中は患者数が減少していました．しかしMMRワクチン接種後の無菌性髄膜炎多発により接種が中止され，その後再び患者数は増加しました．

● 文献

1) 日本環境感染学会ワクチンに関するガイドライン改訂委員会．医療関係者のためのワクチンガイドライン第2版．環境感染誌 2014；29 Suppl：S5-10.
2) Rubin SA, Plotkin SA. Mumps vaccine. In：Plotkin SA, et al, editor. Vaccines. 6th ed. Philadelphia：Elsevier Saunders；2013．p.419-46.
3) Everberg G. Deafness following mumps. Acta Otolaryngol 1957；48：397-403.
4) Hashimoto H, et al, Kinki Ambulatory Pediatrics Study Group. An office-based prospective study of deafness in mumps. Pediatr Infect Dis J 2009；28：173-5.
5) 永井崇雄ほか．ムンプスワクチンの副反応調査（最終報告）．厚生科学研究費補助金"医薬安全総合研究事業""安全なワクチン確保とその接種方法に関する総合的研究"．平成15年度研究報告書．

インフルエンザワクチン（小児） 不活化

📅 接種時期

- 毎年，10〜12月中旬が適切な接種期間です．インフルエンザ流行シーズンが1〜3月であること，ワクチンが効果を維持する期間が接種後約2週間〜5か月とされていることが理由です．
- 流行シーズン前に接種を完了することが大切で，年齢により接種回数が異なるので注意が必要です．

▶接種量・接種回数・接種間隔

① 6か月以上3歳未満：

　0.25mLを，およそ2〜4週間の間隔で2回接種

② 3歳以上13歳未満：

　0.5mLを，およそ2〜4週間の間隔で2回接種

③ 13歳以上：

　0.5mLを1回接種（およそ1〜4週間の間隔で2回接種でも可）

*13歳未満の小児における用法・用量は，平成23年（2011年）8月8日付で新しく変更されました．

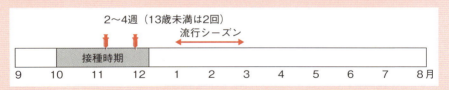

📈 免疫原性の評価

- 定期接種B類疾病（p.118）の項参照．

✋ もし接種せずに発症したら…

- 高齢者以外の者にとっても，インフルエンザは大きな疾病負担です．流行期には多くの患者が発生し，学級閉鎖や受験など社会的な影響が大きい疾患です．
- 低年齢小児は高齢者とならんでインフルエンザが重症化しやすく，意識障害

任意接種（定期以外の予防接種）

やけいれんを起こし，時には死に至るインフルエンザ脳症が合併症として知られています．
- わが国で6歳未満の小児を対象とした多施設共同研究が3シーズン継続して行われました[1]．ワクチン接種群では非接種群と比較して，インフルエンザ流行期の発熱リスクが0.7台（3シーズンの調整オッズ比は0.75〜0.78）へ有意に減少しました．ワクチンの有効率は22〜25%となり，決して十分に高い有効率とはいえませんが，3シーズンとも統計学的に有意な発病予防効果がありました．

ひとくちメモ

- インフルエンザは，定期接種B類疾病の対象者（p.118参照）以外は，任意接種です．
- 妊婦への接種については，かつては妊婦や妊娠している可能性のある女性には，原則接種できませんでしたが，予防接種の有益性が危険性を上回ると判断されるときには接種できるようになりました．また，接種による先天異常の発生率は増加しないという報告があります．
- 現在の不活化HAワクチンは，インフルエンザウイルスを発育鶏卵に接種して増殖させるため，微量の卵成分を含有します．ただし，ワクチンに含まれる卵白アルブミン量はきわめて少なく，多くの場合は安全に接種できます（「アレルギーのある者」p.76 ❿参照）．鶏卵摂取で強い即時型反応の既往があり，保護者あるいは接種医が接種後の反応を懸念する際に，接種の可否を判断する参考情報の一つとして皮内反応や分割接種を行うこともありますが，接種後のアレルギー反応を確実に予測できる手段はありません．ワクチンの効果，アレルギー反応のリスク，抗インフルエンザ薬の使い方などを総合的に勘案して，接種の可否を判断します．

●文献
1) 平成12〜14年度厚生労働科学研究（新興，再興感染症研究事業）報告書「乳幼児に対するインフルエンザワクチンの効果に関する研究」（主任研究者：神谷齊〈12，13年度〉，加地正郎〈14年度〉）．
2) 中野貴司．卵アレルギーでもインフルエンザワクチンや麻疹ワクチンは接種可能？ 尾内一信編．小児の感染症診療の落とし穴—スペシャリストからのアドバイス．東京：南江堂；2011．p.205-7．

A型肝炎ワクチン　不活化

接種対象と回数

- 北米，欧州，豪州など一部の地域を除いて，世界各国でA型肝炎は流行しています（❶）[1]．これら流行地へ渡航する前には接種が勧められます．
- 日本でも第二次世界大戦直後まではA型肝炎が流行していました．したがって，そのころまでに出生した，現在70代以降の者にはすでに罹患歴があり免疫を有する者も一部はいますが，それ以下の年齢層は免疫を有しない者がほとんどです[2]．
- 2013年3月にようやく16歳未満小児に対するA型肝炎ワクチンの接種適用が承認されました．小学生以上の渡航者には必須で，1歳以上には接種を推奨したいワクチンです（メモ）[3]．

▶接種回数

- 0.5mLを2〜4週間間隔で2回接種し，さらに初回接種後24週を経過した後に0.5mLを追加接種します．長期に抗体価を維持するためには3回目の追加接種をすることが望ましいです．
- 追加接種の時期は少々遅れても，長期にわたる確実な予防のためには規定回数を接種することが推奨されます．

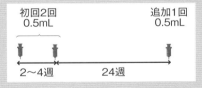

免疫原性の評価

- 化学発光免疫測定法（chemiluminescent immunoassay：CLIA）により，A型肝炎ウイルスに対するIgG抗体を測定します．一般の検査会社で測定可能です．
- 市販キットによっては，感度が個体の感染防御能よりも高いカットオフ値に設定され，接種後の抗体価が陰性の場合でも，必ずしも免疫が付与されてい

❶世界各国におけるA型肝炎の流行状況

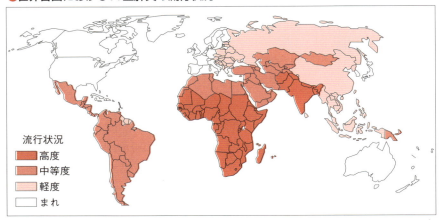

(Sharapov UM. 2012[1])

ないとは限らないこともあります[2].

もし接種せずに発症したら…

- 生水や加熱不十分な食物を介して感染します．飲食は毎日の日常行為なので，感染の機会が多くなります．長期の海外赴任だけでなく，短期の観光旅行でも行き先がA型肝炎の流行地であれば接種が推奨されます．
- A型肝炎ウイルスは患者の糞便中に排泄され，糞口感染します．高率に家族内二次感染をきたすということも，よく知られています．

ひとくちメモ

- 小児のA型肝炎は軽症に経過することもありますが，家族内感染の場合の主たる感染拡大源は小児と考えられています．また，海外で体調不良をきたした場合，医療機関の受診は日本のように利便性が良くないので，基本的にはワクチンによる予防を心がけることが大切です．

- 小児はA型肝炎ウイルスに感染しても「不顕性感染／臨床経過が軽症」の場合も多いというけれど…
  - 何歳以下では軽症で，何歳以上では重くなる？
  - 重症化しやすい者とか，注意すべき徴候は？
- 6歳未満児は約30％で有症状だが，黄疸はごく少数．
- 年長児や成人では，症状が数週間続く．黄疸は70％以上に認める．通常は2か月以内に軽快するが，10〜15％では遷延したり再発の経過をたどり6か月に及ぶ．劇症肝炎がまれに起こり，肝臓に基礎疾患がある者はハイリスクとなる．

(AAP．2012[3])

● 文献
1) Sharapov UM. Hepatitis A. Yellow Book 2012. Atlanta：CDC；2012. http://wwwnc.cdc.gov/travel/page/yellowbook-2012-home.htm
2) 日本渡航医学会．海外渡航者のためのワクチンガイドライン2010．東京：協和企画；2010．
3) American Academy of Pediatrics. Hepatitis A. "Red Book 2012" 29th ed. Elk Grove Village：American Academy of Pediatrics，2012．p.361-9．

狂犬病ワクチン 不活化

接種対象と回数

- 狂犬病ワクチンには，曝露（受傷）前免疫と曝露（受傷）後免疫の2つの使い方があります．
- イヌに咬まれるなどの受傷前にワクチンを接種しておくのが「曝露前免疫」，受傷後にワクチン接種を始めるのが「曝露後免疫」で，それぞれスケジュールが異なります（❶）[1, 2]．
- 「曝露前免疫」を済ませていても，狂犬病発症が疑われる受傷をした場合は「曝露後免疫」を実施します（❷）[1, 2]．
- 「曝露前免疫」「曝露後免疫」ともに，わが国と海外の推奨スケジュールには，やや違いがあります（❶❷）．
- わが国のワクチンは，1回量1.0mLを皮下注射します．1回接種量は，子どもも成人も同量です．接種対象年齢の下限はありません．
- 狂犬病疑いの動物に咬まれた場合は，創部の処置や抗狂犬病高力価免疫グロブリンの投与（❶＊曝露前免疫が未接種の場合の受傷）も対処策ですが，わが国で抗狂犬病高力価免疫グロブリンは製造販売されていません．

免疫原性の評価

- WHOが提唱する感染予防に必要な防御抗体価は，中和法（neutralization test：NT）で0.5IU/mLですが[3]，検査会社での測定はできません．

❶ 狂犬病ワクチンの接種法—日本と海外との比較

	曝露前免疫	曝露後免疫（曝露前免疫が未接種の場合）
日本	0・4週・6〜12か月 皮下注射3回	0・3日・7日・14日・30日・90日 皮下注射6回
国際標準	0・1週・3〜4週 筋肉内注射3回	0[＊]・3日・7日・14日・(30日)[＊＊] 筋肉内注射4回

＊抗狂犬病高力価免疫グロブリンを0日に併用する．
＊＊免疫能の低下した者は曝露後免疫として5回接種．

（日本渡航医学会．2010[1]；Rupprecht CE, Shlim DR. 2012[2]）

❷ 曝露前免疫を実施済みの場合の曝露後免疫

	曝露前免疫から6か月以内	曝露前免疫から6か月以上経過
日本	明確な規定なし*	0・3日・7日・14日・30日・90日 皮下注射6回
国際標準**	0・3日 筋肉内注射2回	0・3日 筋肉内注射2回

*日本では,曝露前免疫を受けて6か月以内に受傷した場合の接種回数に関する明確な規定がない.一方,規定の曝露後免疫を受けてから6か月以内の受傷についてはワクチン接種は不要と添付文書に記載がある.
**海外では,曝露前免疫あるいは曝露後免疫を行ったことがあるか,狂犬病に対する抗体価が陽性と確認されていれば,計2回の曝露後免疫接種を推奨.
(日本渡航医学会.2010[1];Rupprecht CE, Shlim DR. 2012[2])

もし接種せずに発症したら…

- 感染動物に咬まれても100%が発病に至るわけではありませんが,いったん発病したら死亡率100%という厄介な病気です.
- 発病するか否かは受傷部位も影響し,顔面や頭部は中枢神経に近く,手指や顔面はウイルス受容体や神経支配密度が高く,発病のリスクが大きいとされます.

ひとくちメモ

- イヌだけでなく多くの哺乳動物(キツネ,アライグマ,スカンク,ネコ,コウモリなど)が狂犬病ウイルスを保有します.
- 幸いわが国では1957年以降,動物も含めて国内症例はありませんが,1970年1例(ネパール),2006年2例(フィリピン)のヒト患者輸入症例が報告されました.海外諸国では,狂犬病罹患のリスクがあります.
- わが国の「乾燥組織培養不活化狂犬病ワクチン」は,ニワトリ胚初代培養細胞に馴化した狂犬病ウイルス(HEP Flury株)を培養細胞で増殖させ,不活化,濃縮・精製した製剤です.製剤中にゼラチンを含有しており,ゼラチンアレルギーの者には注意が必要です.
- 国産狂犬病ワクチンの供給量は十分でなく,慢性的に供給不足が続いています.

● 文献
1) 日本渡航医学会.海外渡航者のためのワクチンガイドライン2010.東京:協和企画;2010.
2) Rupprecht CE, Shlim DR. Rabies. In:Brunette GW, editor. CDC Health Information for International Travel 2012. The Yellow Book. Atlanta:CDC;2012. p.272-8.
3) WHO Expert Committee. WHO expert consultation on rabies. WHO technical report series 2005;931:1-88.

黄熱ワクチン 生

接種対象と回数

- 国際保健規則（International Health Regulations：IHR）により，黄熱流行国への入国，あるいは黄熱流行地を経由しての入国に際して，ワクチン接種を済ませていることを要求する国があります．
- 黄熱ワクチンの接種は，各国の保健官署によって管理された施設で行うことがIHRで規定され，わが国では検疫所など指定された機関が接種，接種証明書の発行を担当しています[1]．わが国の指定接種機関の数は諸外国に比べて少なく，地方では遠隔地まで接種に出かけなければならない場合もしばしばあります．
- 主な流行地域は，アフリカの赤道周辺と南米の一部です．黄熱流行国と各国の入国時の黄熱ワクチンの要求に関する事項は，厚生労働省検疫所のホームページに情報が掲載され，順次更新されています[1]．

▶接種回数

- 0.5mLを1回接種します．
- 接種証明書は接種10日後から10年間有効です．したがって，前回接種から10年を経過していると，再接種が必要です．

免疫原性の評価

- 中和法（neutralization test：NT）などで抗体価を評価しますが[2]，検査会社での測定はできません．

もし接種せずに発症したら…

- 蚊（ネッタイシマカ）が媒介するウイルス性出血熱です．潜伏期間は3〜6日で，感冒様症状に始まり，発熱，頭痛，吐き気，筋肉痛などが主症状です．
- 患者の約15％は，発症して数日から1週間ごろに病状が増悪して，黄疸，出血，ショックになります．野口英世がアフリカでこの病気で亡くなったことはよく知られています．

❷ a Yellow Fever Vaccine-Associated Neurologic Disease（YEL-AND）

- 髄膜脳炎，Guillain-Barré症候群，ADEMなど．
- かつては乳児に特異的な副反応と理解されていたが，最近は高齢者でも報告あり．
- 接種して3～28日後に発症．
- ほとんどの症例が，初回接種．
- 予後は比較的良好で，死亡例はまれ．
- YEL-ANDの米国での頻度は，接種10万例あたり0.8例．60～69歳では1.6例，70歳以上では2.3例と上昇する．

❷ b Yellow Fever Vaccine-Associated Viscerotropic Disease（YEL-AVD）

- 野外株黄熱ウイルス感染による重症例に近い臨床経過を呈する副反応で，多臓器不全をきたす．
- 高齢者では，本副反応のリスクが高い．
- 接種して数日から1週間後に発症（平均3.5日）．
- 初回接種は，追加接種よりもリスクが高い．
- 予後不良で，致命率53%．
- YEL-AVDの米国での頻度は，接種10万例あたり0.4例．60～69歳では1.0例，70歳以上では2.3例と上昇する．

📝 ひとくちメモ

- 世界で長年使用されてきた経験により，有効性と安全性は十分評価されていますが，年齢依存性に副反応のリスクが増大することが知られています．
- 中枢神経系副反応と多臓器不全が報告されており，それぞれYellow Fever Vaccine-Associated Neurologic Disease（YEL-AND）（❷ a），Yellow Fever Vaccine-Associated Viscerotropic Disease（YEL-AVD）（❷ b）とよばれ，年少乳児と高齢者でリスクが高いとされます[3, 4]．免疫不全状態が疑われる者への接種も，慎重な判断が必要です．
- 添付文書では接種対象は生後9か月以上の者とされ，接種証明書を要求する国においても1歳以上を対象とする場合が多いです[1]．
- 黄熱ワクチンは微量の卵成分やゼラチンを含有するので，それらに対して重度のアレルギーを呈する可能性がある者には，接種できない場合があります．
- 製剤のバイアルゴム栓には乾燥天然ラテックスゴムが含まれているため，ラテックスアレルギー者にも注意が必要です．
- 年齢や宿主要件により接種ができない対象者には，その旨を記載した書類を発行することができます．

●文献

1) 厚生労働省検疫所ホームページ．黄熱について．http://www.forth.go.jp/useful/yellowfever.html
2) 多賀賢一郎ほか．日本人ボランティアにおける黄熱ワクチン接種後の抗体獲得に関する検討．感染症誌 2002；76：738-46.
3) 中野貴司．日本渡航医学会で作成した海外渡航者のワクチンガイドラインについて．臨床と研究 2012；89：1123-8.
4) CDC. Yellow Fever Vaccine：Recommendations of the Advisory Committee on Immunization Practices. MMWR 59（RR07）：1-27, 2010. http://www.cdc.gov/mmwr/pdf/rr/rr5907.pdf.

破傷風トキソイド　不活化

📅 接種対象と回数

▶ 初回免疫
- 1回 0.5mL ずつを 2 回，3〜8 週間の間隔で皮下または筋肉内に注射します．

▶ 追加免疫
- 第1回の追加免疫は，通常，初回免疫後 6 か月以上の間隔をおいて（標準として初回免疫終了後 12〜18 か月までの間に），0.5mL を 1 回皮下または筋肉内に注射します．ただし，初回免疫のとき副反応の強かった者には，接種量を適宜減量することがあります．

▶ 以後の追加免疫
- 第1回目の追加免疫と同じ用法・用量です．欧米では「おおむね 10 年ごとの 1 回の追加接種」が推奨されています[1]．わが国には，小児期以降の追加接種の時期に関する指針が存在しません．

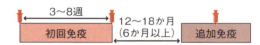

* 小児期に基礎免疫を受ける機会がなかった世代の者（現在おおむね 40 代後半以上の者，「メモ」参照）は，計 3 回の接種が必要です．基礎免疫を完了していれば，1 回の接種で追加免疫効果が期待できます[2]．

📊 免疫原性の評価

- 粒子凝集法（particle agglutination：PA）により破傷風毒素に対する抗毒素抗体価を測定し，0.01 IU/mL 以上であれば陽性と判定されます．酵素免疫法（enzyme immunoassay：EIA）もありますが，陽性基準値が異なります．検査を取り扱う会社は限られています．

✋ もし接種せずに発症したら…

- 破傷風菌は世界中の土壌や動物の糞便中に広く存在し，いつでもどこでも感染の機会はあります．途上国への赴任では，業務によっては土との接触の機

❶受傷後の破傷風発症予防のための管理指針

破傷風トキソイドの接種歴	破傷風低リスク創		破傷風高リスク創	
	トキソイド	TIG	トキソイド	TIG
不明または3回未満	○	×	○	○
3回以上	×*	×	×**	×

○：必要，×：不要
*最後の接種から10年以上の場合は○，**最後の接種から5年以上の場合は○
(Novak RT, Thomas CG. 2012[1])

会が多い場合も想定され，渡航者に接種されることも多いワクチンです．
- 主症状は筋肉のけいれんで，最も重症の全身型破傷風では，多くは咀嚼筋のけいれんによる開口障害（lockjaw）で始まります．その後，けいれんは全身へ波及します．呼吸困難や嚥下障害から肺炎を併発し，死に至ることもあります．
- 破傷風は嫌気性菌であり，深い創傷ではリスクが高く，たとえば動物による咬傷では受傷後の処置として破傷風トキソイド接種についての検討が必要です（「**メモ**」参照）．

🖊ひとくちメモ

- 破傷風が定期接種に規定されたのは1994年の予防接種法改正時ですが，破傷風トキソイドを含有する三種混合ワクチン（DPT）は，1968年から国内で広く使われていました（「DPT-IPV」❶ p.94）．
- したがって，現在おおむね40代後半より若年の者は小児期に破傷風トキソイドの基礎免疫を受けており，免疫を有します．近年報告される患者（年間100例前後）の大多数は，40代後半以上の世代です．
- 受傷後に発症予防の目的で使われるワクチンでもあります．創傷の性状と予防接種歴から，抗破傷風ヒト免疫グロブリン（tetanus immune globulin：TIG）による抗毒素療法と破傷風トキソイドの接種を考慮します（❶）[1]．

● 文献
1) Novak RT, Thomas CG. Tetanus. Yellow Book 2012. Atlanta：CDC；2012. http://wwwnc.cdc.gov/travel/page/yellowbook-2012-home.htm
2) 伊東宏明ほか．成人を対象としたジフテリア・百日咳・破傷風混合ワクチンの安全性と免疫原性．日児誌 2010；114：485-91．

日本脳炎ワクチン（海外渡航者） 不活化

📅 接種対象と回数

- 小児期の定期接種については別項（「日本脳炎ワクチン」p.110）を参照してください．本項では，海外渡航者に対する日本脳炎ワクチンについて概説します．

- 日本脳炎ウイルスはアジア地域で流行があり，東は日本から韓国・中国・東南アジア諸国を経て西はインドまで，南はインドネシア・パプアニューギニア・オーストラリア北端まで患者報告があります（❶）[1]．これらの地域への渡航者に対して接種を考慮します．

- 小児期に計4回の定期接種の機会があり（「日本脳炎ワクチン」p.110を参照），定められた回数の接種を完了しておくことが大切です．成人に対しては，日本渡航医学会は過去の接種歴別に推奨スケジュールを示しています[2]．

▶過去の接種歴がない場合

- 渡航までに最低2回の接種が推奨されます．1回目と2回目の間隔は6日から28日（1週間から4週間）です．
- おおむね1年後に3回目の接種を行います．

▶過去の接種歴が不明の場合

- 基本的には規定回数（計3回以上）を接種することが大切ですが，国内（福岡）で接種歴不明の成人（24～55歳）を対象に行った研究[3]では，接種前は約40％で中和抗体価が陰性でしたが，1回の接種により全例で陽転しました．60歳前後の世代より若年は，過去に接種を受けている可能性があります．

▶最後の接種から10年以上が経過している場合

- 日本脳炎ワクチン第2期接種後の中和抗体価の持続をrandom coefficient モデルにより減衰を計算した結果，5年後の陽性率は82％，10年後は53％という結果が報告されています[3]．最後の接種から10年以上経過して流行国へ渡航する際には，追加接種1回が推奨されます．

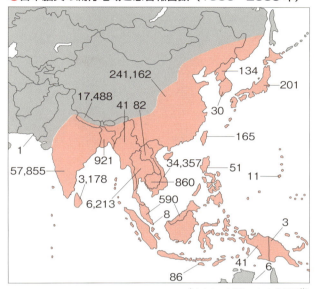

❶日本脳炎の流行地域と患者報告数（1986〜2009年）

(Halstead SB, et al. 2012[1])

免疫原性の評価

- 日本脳炎ウイルスはウイルス血症を起こした後に，血液脳関門を経て中枢神経に侵入して脳炎を発症するので，血中の中和抗体によりウイルスの増殖を抑制すれば発症が予防できると考えられています．
- 受動免疫したマウスの感染実験では，血中に10倍の中和抗体価があれば，10^5 MLD$_{50}$（MLD$_{50}$：50％マウス致死量）の日本脳炎ウイルス感染を防御するという成績があります．蚊の1回の吸血で注入されるウイルス量は10^3〜10^4 MLD$_{50}$で，10倍の血中中和抗体価が存在すれば感染を阻止できるとされます[1]．
- 現状では国内の検査会社で中和抗体価の測定はできません．

もし接種せずに発症したら…

- 日本脳炎は発熱，頭痛，嘔吐，意識障害，けいれんなどが主症状で，致命率

が15〜40％，回復しても後遺症を残すことが多く，とくに年少児と高齢者では予後が悪い病気です．
- 一方，不顕性感染も多く，脳炎を発症するのは感染者100〜1,000人に1人で，無菌性髄膜炎や感冒様症状ですむこともあります．

ひとくちメモ

- 豚がウイルスを保有し，わが国では蚊（コガタアカイエカ）によってヒトに伝播され夏から秋にかけて流行します．近年最も患者発生が多いのは9月，次いで8月です．
- 世界的には，熱帯地域では通年性に，温帯地域では媒介蚊が発生する温暖な雨季に多くの患者発生がみられます．
- 同じアジアの流行国でも，滞在する地域により発症のリスクは異なります．都市部の高級ホテルに滞在するならリスクは小さく，媒介蚊の多い農村部で戸外活動の機会が多ければリスクは高くなります．

● 文献
1) Halstead SB, et al. Japanese encephalitis vaccines. In：Plotkin SA, et al, editors. Vaccines. 6th ed. Philadelphia：Elsevier Saunders；2012. p.312-51.
2) 日本渡航医学会．海外渡航者のためのワクチンガイドライン2010．東京：協和企画；2010．
3) Abe M, et al. Duration of neutralizing antibody titer after Japanese encephalitis vaccination. Microbiol Immunol 2007；51：609-16.

髄膜炎菌ワクチン　不活化

接種対象と回数

- 2014年7月に承認され，2015年5月から接種できるようになりました．
- 米国では生後9か月から接種可能ですが，国内の臨床試験は2〜55歳の健常者を対象として実施されました．したがって，2歳未満の小児と56歳以上の高齢者に対する有効性と安全性は確立していない旨が添付文書に記載されています．
- 1回0.5mLを筋肉内注射します．
- 米国では11〜12歳と16歳での2回接種が推奨されています．その理由は，10代後半に患者発生が多く，寮生活や運動部など濃厚接触環境で感染が伝播しやすいからです．

免疫原性の評価

- 幼若ウサギ補体を用いた血清殺菌活性測定法であるSBA-BR（serum bactericidal assay using baby rabbit complement）抗体価で評価します[1]．ただし，検査会社での測定はできません．

もし接種せずに発症したら…

- 血液や髄液など本来無菌的な身体部位から髄膜炎菌（*Neisseria meningitidis*）が分離される感染症を，侵襲性髄膜炎菌感染症（invasive

---

コラム①　国内第Ⅲ相臨床試験による抗体保有率

　WHOによれば，1999〜2000年の英国での髄膜炎菌感染症流行時に，血清群Cの単価ワクチンの有効性を評価し，SBA-BR抗体価が128倍以上であることが感染防御効果を期待できると報告されました．
　国内第Ⅲ相臨床試験の結果では，約80％以上の被験者において，ワクチンに含まれる血清群A，C，Y，W-135の4種のSBA-BR抗体価が128倍以上となりました（❶）[1,2]．思春期未成年と小児の登録例は，それぞれ2例，4例と少数でしたが，接種後の抗体保有率は100％でした．

meningococcal disease：IMD）と総称します.
- 国内での IMD 発症頻度は，Hib や肺炎球菌による侵襲性感染症に比べれば低いですが，病状の進行がきわめて速く，2011 年には高校の寮で死亡例を含む複数の感染例の発生がありました．その後「髄膜炎菌性髄膜炎」は学校保健安全法による第二種感染症に定められました．感染症法では「侵襲性髄膜炎菌感染症」は第 5 類感染症の全数把握対象疾患です．
- IMD では発症から 24〜48 時間以内に患者の 5〜10% が死亡するといわれます．また，回復した場合でも，約 10〜20% の頻度で難聴，神経障害，循環不全による四肢切断などの後遺症が残ります．

✏️ ひとくちメモ

- 髄膜炎菌には 13 以上の異なる種類（血清群）があり，ヒトの感染症のほとんどは A，B，C，Y，W-135 の 5 つの血清群により起こります．
- 血清群の分布には，地域による特徴があります．A 群菌は髄膜炎ベルトとよばれるアフリカ中央部を横断する地域での流行がよく知られています．B

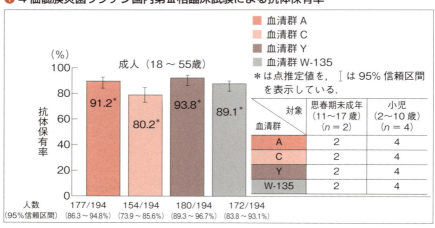

❶ 4 価髄膜炎菌ワクチン国内第Ⅲ相臨床試験による抗体保有率

接種 28 日後における抗体保有率（SBA‐BR 抗体価が 128 倍以上の被験者の割合）を示す．
（メナクトラ®筋注 医薬品インタビューフォーム．2014[1]；中野貴司．2015[2]）

群菌とC群菌は先進国を含む世界中で小流行と散発例がみられ，Y群菌は北米，W-135群菌はアフリカや中東で多く報告されています．
- 日本では，第二次世界大戦直後には年間4,000人を超える髄膜炎菌性髄膜炎の報告がありましたが，その後減少しました．分離菌の血清群はB群とY群が多かったのですが，近年はC群も増えています．
- 黄熱ワクチンのような国際保健規則（International Health Regulations：IHR）による規定とは異なりますが，海外渡航に際して髄膜炎菌ワクチンの接種が必要となる場合があります．メッカ巡礼ではイスラム教の聖地に世界中から信徒が集まり，人口過密な場を介して髄膜炎菌感染症が世界各地へ伝播した事例が何度も報告されました．近年はメッカ巡礼のビザ発給条件として，髄膜炎菌ワクチンの接種をサウジアラビア政府が要求しています[3]．米国の大学などへ留学する際にも，接種を勧告されます[4]．
- 補体欠損症など液性免疫不全ではIMDのリスクが高く，わが国でもエクリズマブ（発作性夜間ヘモグロビン尿症，非典型溶血性尿毒症症候群の治療薬）投与患者に対しては，4価髄膜炎菌ワクチンの健康保険給付が認められています．

● 文献
1) メナクトラ®筋注 医薬品インタビューフォーム 第1版．2014年10月．
2) 中野貴司．ワクチン．医薬ジャーナル 2015；51（S-1）：134-40．
3) WHO. Health conditions for travellers to Saudi Arabia for the pilgrimage to Mecca（Hajj）. Weekly Epidemiological Record 2012；87：277-80.
4) 中野貴司．英文予防接種証明書作成のポイント．五十嵐隆編．別冊・医学のあゆみ．小児用ワクチン Update 2015．東京：医歯薬出版；2014．p.44-50．

曝露後免疫

曝露後免疫とは

　患者との接触後（麻疹，水痘）や受傷などで病原体に曝露された後（B型肝炎，破傷風，狂犬病）でも，ワクチン接種により当該疾患にかかることを予防できる場合があります．これは，「曝露後免疫」とよばれる接種方法です．

　ワクチンを接種してから，身体に免疫がつくまでには一定の日数を要します．したがって，曝露後免疫の効果が認められているものは潜伏期間の長い疾患です．曝露後免疫による予防の有効性が明らかでない疾患もあります．

　すでに病原体の感染を受けた個体にワクチンを接種したとしても，それによる症状や副反応の増悪，合併症の増加はないとされます．

生ワクチンによる曝露後免疫—麻疹，水痘

●ワクチンと免疫グロブリン製剤

　医療機関で麻疹などの患者が発生した場合，濃厚に接触した入院患者，外来患者，職員の感受性者（免疫をもたない者）には予防措置を講じる必要があります．

　患者は基礎疾患や治療の影響により，生ワクチンが接種できない者もいます．宿主要件に応じて，ワクチンと免疫グロブリン製剤を使い分ける必要があります．

　ワクチン，免疫グロブリン製剤ともに曝露後免疫の効果が期待できるのは，「麻疹」と「水痘」です（メモ1，メモ2）[1,2]．そして，感染源との接触後早期に薬剤の投与を行う必要があります（❶）[3]．

　予防目的で，生ワクチンと免疫グロブリン製剤の併用は行いません．すなわち，「麻疹」と「水痘」の曝露後免疫は，宿主要件に応じていずれかの薬剤を選択することになります．

❶各疾患に対する曝露後免疫

	麻疹	水痘	風疹	ムンプス
ワクチン (能動免疫)	感染源との接触後72時間以内であれば，効果が期待できる可能性あり	感染源との接触後72時間以内であれば，効果が期待できる可能性あり	曝露後免疫の有効性は明らかでない	曝露後免疫の有効性は明らかでない
免疫グロブリン製剤 (受動免疫)	感染源との接触後6日以内であれば，発症予防や軽症化が期待できる可能性あり	感染源との接触後早期（96時間以内が目安）であれば，発症予防や軽症化が期待できる可能性あり*	曝露後免疫の有効性は明らかでない	曝露後免疫の有効性は明らかでない

*わが国では水痘高力価免疫グロブリン製剤は承認されておらず，通常の免疫グロブリン製剤を用いることになり，健康保険適用未収載である．

(中野貴司，2009[3])

「風疹」と「ムンプス」では，ワクチン，免疫グロブリン製剤ともに曝露後免疫による予防効果は明らかではありません（❶）[1, 3]．ただし，今後の免疫付与を考慮すれば，曝露後でもワクチンを接種するメリットはあります．

●防御免疫保有の指標

濃厚接触者が感受性者（免疫をもたない者）であるかどうかの判断は，過去に既往歴があるかどうかの病歴聴取，血清抗体価の測定により行います．

麻疹や水痘の明らかな罹患歴がある者は，免疫学的異常がなければ，通常，二度罹患はありません．

各種の抗体価測定法については，「Part 1 の有効性」（p.15，p.16）と「Part3 のワクチンの各項目」（p.104，p.108）を参照してください．感染を確実に防御するために必要な最低限のレベルの抗体価（最低防御閾値）は，曝露される病原体の量や宿主要件も影響するため，確定はできません．

病院職員すなわち医療関係者が対象の場合は，「ワクチン接種を考慮する抗体価の基準値」は，陰性と陽性の境界値よりも高めに設定されています（❷）[4]．これは，防御免疫が不十分な可能性のある医療関係者をより広く抽出して，ワクチン接種を推奨するためです．

既往歴や接種歴が曖昧な場合は，ワクチンを接種します．

明らかな既往歴のない医療関係者に対して，「麻疹」「水痘」「風疹」「ムンプ

❷医療関係者用ワクチン接種判断基準の目安

麻疹	中和法で 8 倍未満
	あるいは，PA 法で 256 倍未満
	あるいは，EIA-IgG 16.0 未満
風疹	HI 抗体価 32 倍未満
	あるいは，EIA-IgG 8.0 未満
水痘	IAHA 抗体価 4 倍未満
	あるいは，EIA-IgG 4.0 未満（陰性者と EIA-IgG 抗体価±の者）
	あるいは，水痘抗原皮内テスト陰性者（5 mm 未満）
ムンプス	EIA-IgG 4.0 未満（陰性者と EIA-IgG 抗体価±の者）

（日本環境感染学会ワクチンに関するガイドライン改訂委員会．2014[4]）

ス」については，1 か月以上の間隔をあけて 2 回の接種が推奨されます．この場合，抗体価が❷の基準より高くなるまで接種を続けるという意味ではなく，確実な予防を心がけるためには最低 2 回の接種が必要ということです．

不活化ワクチンによる曝露後免疫― B 型肝炎，破傷風，狂犬病

　針刺し事故をはじめとする B 型肝炎ウイルス陽性の血液や体液の曝露時には，受傷後なるべく早期に B 型肝炎ワクチンを接種します．その際，抗 HBs 免疫グロブリン製剤を併用します．さらに，初回注射の 1 か月後および 3〜6 か月後に，B 型肝炎ワクチンの接種を行います（計 3 回のワクチン接種）．B 型肝炎ワクチンの接種量は，10 歳以上は 0.5 mL，10 歳未満は 0.25 mL です（「B 型肝炎ワクチン（母子感染予防以外）」メモ 3 p.129 参照）．

　「HBs 抗原陽性かつ HBe 抗原陽性の血液による汚染事故後の B 型肝炎発症予防（抗 HBs 人免疫グロブリンとの併用）」については，保険が適用できます．

　破傷風トキソイド，狂犬病ワクチンの曝露後免疫については，「Part3 の該当項目（p.142, 146）」を参照してください．

　B 型肝炎，破傷風，狂犬病の曝露後免疫に使われるワクチンは，いずれも不活化ワクチンです．この場合，接種スケジュールにあるように，免疫グロブリ

ン製剤とワクチンを併用します（ただし狂犬病については，国内では承認された免疫グロブリン製剤がありません）．

　A型肝炎の潜伏期間は1か月程度と比較的長く，濃厚接触者に対する不活化ワクチンを用いた曝露後免疫により，免疫グロブリン製剤と同等の有効率で発症が予防できることが海外で報告されています[5]．ただし，国内で不活化ワクチンを用いた曝露後免疫の指針はいまだ示されていません．

📝 ひとくちメモ1　麻疹に対する曝露後免疫

- 米国小児科学会は"感染源曝露後72時間以内に麻疹ワクチンを接種すれば，発症予防が期待できる"という見解です[1]．
- わが国の麻疹ワクチン・MRワクチンの添付文書には曝露後予防に関する記載がありませんが，国立感染症研究所による「医療機関での麻疹対応ガイドライン」[2]では，曝露後3日以内の接種であれば効果が期待できる可能性が述べられています．
- 能動免疫であるワクチン以外に，受動免疫を与える免疫グロブリン製剤による予防も選択手段です．感染源との接触から6日以内に投与すれば，発症予防あるいは軽症化効果が期待できます．
- 免疫グロブリン製剤は，ワクチンが接種できない免疫不全宿主においても対処可能な手段です．ただし，わが国で健康保険適用が認められているのは，筋注用免疫グロブリン製剤のみです．

📝 ひとくちメモ2　水痘に対する曝露後免疫

- 米国小児科学会によれば「感染源曝露後72時間以内に水痘生ワクチンを接種すれば発症予防が期待できる．曝露後5日目までは投与可能である．」とされており[1]，わが国の水痘ワクチン添付文書にも，「感染源曝露後72時間以内」の記載があります．
- 米国では水痘高力価免疫グロブリン製剤が承認されており，発症予防あるいは軽症化効果の期待ができるとしています．従来は「曝露後96時間以内の投与」と定められていましたが，2012年から米国食品医薬品局（Food and Drug Administration：FDA）は，「曝露後10日まで投与可能」と期間を延長しました[1]．
- わが国では，水痘高力価免疫グロブリン製剤は承認されていないので，免疫不全宿主などに対応する際には通常の免疫グロブリン製剤を用いることになります（健康保険適用は未収載）．

● **文献**

1) American Academy of Pediatrics. Red Book 2012. Elk Grove Village, USA：2012.
2) 国立感染症研究所感染症情報センター麻疹対策チーム．医療機関での麻疹対応ガイドライン．第2版．平成20年1月23日．
3) 中野貴司．医療環境とワクチン予防可能疾患．感染対策ICTジャーナル 2009；4（1）：15-20．
4) 日本環境感染学会ワクチンに関するガイドライン改訂委員会．医療関係者のためのワクチンガイドライン第2版．環境感染誌 2014；29：suppl．
5) Victor JC, et al. Hepatitis A vaccine versus immune globulin for post-exposure prophylaxis. N Engl J Med 2007；357（17）：1685-94.

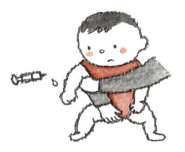

索引

あ

亜急性硬化性全脳炎（SSPE） 105
アジュバントの副反応 18
アナフィラキシー 21
アナフィラキシーショック 18
　　治療 19
アレルギー 74
安全性 17
一類疾病（→ A 類疾病） 6
イモバックスポリオ® 97
医薬品医療機器総合機構（PMDA） 19
医薬品副作用被害救済制度 23
医療関係者のワクチン接種判断基準 104, 105, 156
　　風疹 105, 156
　　麻疹 104, 156
　　目安 156
医療廃棄物 64
インフルエンザ脳症 138
インフルエンザワクチン 118, 137
　　高齢者 6, 118
　　小児 137
　　卵アレルギー 75
　　有効性 120
ウェスタンブロット法 15
受身赤血球凝集反応法（PHA） 15
黄熱ワクチン 144
　　ゼラチンアレルギー 77
　　卵アレルギー 75
汚染事故（B 型肝炎発症予防） 129
おたふくかぜ 134

おたふくかぜワクチン 134
　　卵アレルギー 75
　　副反応 17
オプソニン活性 90, 121

か

ガーダシル® 115
開口障害 95
化学発光酵素免疫測定法（CLEIA） 15
化学発光免疫測定法（CLIA） 15, 124, 126, 139
川崎病 65
間質性肺炎 22
勧奨接種 5
管針法 61, 101
感染性廃棄物 64
義務接種 2
キャッチアップスケジュール 27
　　日本小児科学会推奨 32
キャリア 125
急性散在性脳脊髄炎 21
狂犬病ワクチン 142
　　ゼラチンアレルギー 77
　　卵アレルギー 75
　　曝露後免疫 156
筋萎縮 95
筋肉内注射 48
　　接種部位（米国） 51
　　注射針の長さ（米国） 52
クアトロバック® 99
区間推定 14
蛍光抗体法（FA） 15
経口接種 61
経口生ポリオワクチン（OPV） 2, 95
鶏卵由来成分アレルギー 75

けいれん 21, 68
劇症型溶連菌感染症 109
劇症肝炎 141
血液製剤 44
　　接種間隔 45, 46
結核性髄膜炎 101
血管迷走神経反射 22
血小板減少性紫斑病 21
解熱鎮痛薬の免疫原性への影響 43, 47
健康被害救済制度 4, 41
検定 14
抗菌薬 77
交差反応 128
酵素免疫法（EIA） 15, 92, 93, 104, 105, 108, 134
抗体価 14
　　測定方法 14, 15
公費負担 11, 84
高齢者のインフルエンザワクチン 6, 118
コガタアカイエカ 112
呼吸不全 95
誤接種 79
　　対応 81
コッホ現象 100, 102
個別接種 5
混合ワクチン 27

さ

サーバリックス® 115
細菌性髄膜炎 90
最低防御閾値 15
ジアゼパム坐薬 69
耳下腺腫脹 17
子宮頸がん 115, 116
子宮頸がん等ワクチン接種緊急促進事業 116

四肢麻痺	95	
疾病予防効果	13	
疾病罹患後の接種	34	
ジフテリア	94	
ジフテリアトキソイド	114	
重症心身障害児（者）	70	
予防接種基準（日本小児神経学会）	72	
集団接種	5	
種痘後脳炎	4	
循環不全	152	
小脳失調	109	
新型インフルエンザ	7	
進行性骨化性線維異形成症（FOP）	51, 52	
腎後性腎不全	132	
診察	58	
侵襲性感染症	87, 90	
侵襲性髄膜炎菌感染症（IMD）	151	
心臓血管系疾患	65	
腎臓疾患	66	
予防接種を控えるべき場合	67	
垂直感染	127	
水痘	108	
重症化ハイリスク	109	
曝露後免疫	155, 157	
水痘ワクチン	108	
水平感染	127, 128	
髄膜炎	87	
髄膜炎菌性髄膜炎	152	
髄膜炎菌ワクチン	151	
スクエアキッズ®	97	
精巣炎	136	
セービン株由来IPV	98	
赤血球凝集抑制法（HI）	15, 118	

接種開始	25, 39	
接種間隔	34, 35	
接種スケジュール	25	
接種の記録	62	
接種不適当者	57, 75	
接種要注意者	58, 65	
ゼラチン	77	
繊維状赤血球凝集素（FHA）	114	
全菌体型百日咳ワクチン	68	
尖圭コンジローマ	115	
全身播種性BCG感染症	21	
先天性水痘症候群（CVS）	109	
先天性風疹症候群（CRS）	106	
潜伏期間	11	
臓器移植	67	
早産児	71	
相対危険	13, 14	
ソークワクチンIPV	96	
粟粒結核	101	

た

大腿四頭筋拘縮症	48	
卵アレルギー	75	
黄熱ワクチン	145	
ワクチン接種の目安	76	
チメロサール	77	
中耳炎	105	
中和法（NT）	15, 93	
腸重積	132	
追加免疫	27	
ツベルクリン反応検査	102	
定期接種	11, 84	
低出生体重児	71	
テトラビック®	98	
てんかん	70	
予防接種基準（日本小児神経学会）	71	
同時接種	26, 33, 38	
接種部位	37	
有効性	40	
同日接種	38	
トキソイド	12	
接種間隔	33	
突然死	94	
トラベラーズワクチン	123	
努力義務	84	

な

生ワクチン	11	
接種間隔	33	
副反応	18	
難聴	136, 152	
日本脳炎	111, 149	
流行地域	149	
日本脳炎ワクチン	110	
海外渡航者	148	
乳児突然死症候群（SIDS）	42	
二類疾病（→B類疾病）	6	
任意接種	11, 123	
健康被害の報告	23	
熱性けいれん	69	
予防接種基準（日本小児神経学会）	70	
ネッタイシマカ	144	
脳炎	21, 105, 132	
脳症	21, 94, 132	

は

肺炎	95, 105, 119	
肺炎球菌結合型ワクチン	89, 91	
肺炎球菌多糖体ワクチン	121	
曝露後免疫	109, 142, 154	
曝露前免疫	142	

破傷風	95
曝露後免疫	156
発症予防の管理指針	147
破傷風トキソイド	114, 146
発熱	17, 73
発病率	13
針刺し事故	156
パリビズマブ	46
皮下注射	38, 48
局所反応	48
接種部位	51
免疫原性	48
脾摘患者における肺炎球菌感染症	122
ヒトパピローマウイルスワクチン	115
積極的な接種勧奨の一時差し止め	117
皮膚結核様病変	21
百日咳	94
百日咳毒素（PT）	114
風疹	106
曝露後免疫	155
ブースター効果	27
不活化ポリオワクチン（IPV）	95
不活化ワクチン	12
接種間隔	33
副反応	18
副腎皮質ステロイド薬	44, 66
副反応	17, 73
観察	62
副反応報告基準	19, 21
副反応報告制度	19, 20
法定化	9
ペア血清	16
併用薬剤	43
放射免疫測定法（RIA）	15, 87

補体結合法（CF）	15
発疹	17
ポリオ	95
ポリオワクチン	96

ま

紛れ込み有害事象	35, 42, 73
麻疹	105
曝露後免疫	155, 157
麻疹ワクチン	17, 75
卵アレルギー	75
副反応	17
みずぼうそう（→水痘）	108
無菌性髄膜炎	17, 35, 112, 136
無菌体型百日咳ワクチン	69
無呼吸発作	94
ムンプス（おたふくかぜ）	134
曝露後免疫	155
免疫学的代替指標	14
免疫グロブリン製剤	44, 65
接種間隔	45
生ワクチンの接種間隔	46
免疫原性	14
解熱鎮痛薬の投与	43, 47
免疫粘着赤血球凝集反応法（IAHA）	15, 108
免疫不全	67
免疫抑制薬	44, 67

や

有効率	13
輸血	127
予診	56
予診票	59
予防接種健康被害救済制度	20
給付内容	24

予防接種スケジュール	25
国立感染症研究所	31
日本小児科学会推奨	28, 29, 30
予防接種法	2
改正（2013年4月）	9
予防接種を見合わせる期間（疾病罹患後）	36

ら

ラテックスアレルギー	77
黄熱ワクチン	145
卵巣炎	136
流行性耳下腺炎（おたふくかぜ）	134
粒子凝集法（PA）	15, 93, 146
ロタウイルス胃腸炎	132
ロタウイルスワクチン	131
ロタシールド®	132
ロタテック®	131, 132
ロタリックス®	131, 132

わ

ワクチン	
抗体価測定法	16
接種間隔	33
相対危険	13
保管	62
バイアルキャップ・ラベルの色	60
廃棄	64
保管温度・貯法・有効期限	63
有効率	13
ワクチン・ギャップの解消	7
ワクチンデビュー	26

数字

13価肺炎球菌結合型ワクチン　91
23価肺炎球菌多糖体ワクチン　121
69kD　114
95％信頼区間　14

アルファベット

A型肝炎　140
A型肝炎ワクチン　139
A類疾病　6, 8, 12, 84
antibody titer　14
B型肝炎　125, 126
　曝露後免疫　156
B型肝炎母子感染防止事業　125
B型肝炎ワクチン　124, 126
　母子感染予防　124
　母子感染予防以外　126
B類疾病　6, 8, 12, 84
BCG骨炎　21
BCGワクチン　100
chemiluminescent enzyme immunoassay (CLEIA)　15
chemiluminescent immunoassay (CLIA)　15, 124, 126, 139
compliment fixation (CF)　15
congenital rubella syndrome (CRS)　106
congenital varicella syndrome (CVS)　109
DaPT　95
DPT-IPV（ジフテリア・百日咳・破傷風・不活化ポリオ混合）ワクチン　92
DT（ジフテリア・破傷風混合）ワクチン　113
DwPT　95
enzyme immunoassay (EIA)　15, 92, 93, 104, 105, 108, 134
fibrodysplasia ossificans progressiva (FOP)　51, 52
fimbrie　114
fluorescence antibody (FA)　15
Guillain-Barré 症候群　22
HBs抗原陽性　125, 129
hemaggulutination inhibition (HI)　15, 118
hepatitis B immunoglobulin (HBIG)　124, 130
Hib（インフルエンザ菌b型）ワクチン　86
HIV感染者　68
HPV（ヒトパピローマウイルス）ワクチン　115
immune adherence hemagglutination (IAHA)　15, 108
immunogenicity　14
immunological surrogate　14
inactivated poliovirus vaccine (IPV)　95
invasive meningococcal disease (IMD)　151
invasive pneumococcal disease (IPD)　91
MMRワクチン　136
　けいれん発作のリスク　68
MR（麻疹・風疹混合）ワクチン　104
　卵アレルギー　75
　ミルクアレルギー　76
Neisseria meningitidis　151
neutralization test (NT)　15, 93
oral poliovirus vaccine (OPV)　2, 95
particle agglutination (PA)　15, 93, 146
passive hemagglutination (PHA)　15
pertactin (PRN)　114
primary vaccine failure　107
radioimmunoassay (RIA)　15, 87
secondary vaccine failure　107
subacute sclerosing panencephalitis (SSPE)　105
sudden infant death syndrome (SIDS)　42
Tdap　113
tetanus immune globulin (TIG)　147
western blot (WB)　15
Yellow Fever Vaccine-Associated Neurologic Disease (YEL-AND)　145
Yellow Fever Vaccine-Associated Viscerotropic Disease (YEL-AVD)　145

編著者紹介
中野貴司

● 略歴

1983 年　信州大学医学部卒業，三重大学医学部小児科入局
1987～1989 年　JICA ガーナ共和国野口記念医学研究所
1995～1996 年　JICA 中国ポリオ対策プロジェクト
1995 年　国立療養所（現国立病院機構）三重病院小児科
2010 年　川崎医科大学小児科教授

● 資格

日本小児科学会専門医
日本感染症学会専門医・同指導医
インフェクションコントロールドクター
Certificate in Travel Health, The International Society of Travel Medicine

● 趣味

各駅停車での旅

● ひとこと

Live every day as if it were your last,
Live every day as if you would live forever.

中山書店の出版物に関する情報は，小社サポートページを御覧ください．
http://www.nakayamashoten.co.jp/bookss/define/support/support.html

予防接種コンシェルジュ
現場で役立つワクチン接種の実践法

2015年8月3日　初版第1刷発行Ⓒ　　　　　〔検印省略〕

編　著	中野貴司
発行者	平田　直
発行所	株式会社 中山書店
	〒113-8666　東京都文京区白山1-25-14
	TEL 03-3813-1100（代表）　振替 00130-5-196565
	http://www.nakayamashoten.co.jp/
DTP製作	株式会社明昌堂
装　丁	臼井弘志（公和図書デザイン室）
イラスト	はんざわのりこ
印刷・製本	三報社印刷株式会社

Published by Nakayama Shoten Co., Ltd.　　　Printed in Japan
ISBN978-4-521-74260-1
落丁・乱丁の場合はお取り替え致します

- 本書の複製権・上映権・譲渡権・公衆送信権（送信可能化権を含む）は株式会社中山書店が保有します．

- JCOPY ＜（社）出版者著作権管理機構　委託出版物＞

  本書の無断複写は著作権法上での例外を除き禁じられています．複写される場合は，そのつど事前に，（社）出版者著作権管理機構（電話 03-3513-6969，FAX 03-3513-6979, e-mail: info@jcopy.or.jp）の許諾を得てください．

- 本書をスキャン・デジタルデータ化するなどの複製を無許諾で行う行為は，著作権法上での限られた例外（「私的使用のための複製」など）を除き著作権法違反となります．なお，大学・病院・企業などにおいて，内部的に業務上使用する目的で上記の行為を行うことは，私的使用には該当せず違法です．また私的使用のためであっても，代行業者等の第三者に依頼して使用する本人以外の者が上記の行為を行うことは違法です．

本邦初！実地医家による実地医家のための他に類のない新シリーズ！

総合小児医療
カンパニア
全10冊＋別巻

- ●総編集 **田原卓浩**（たはらクリニック）
- ●編集委員（50音順）**藤岡雅司**（ふじおか小児科）**宮田章子**（さいわいこどもクリニック）
  吉永陽一郎（吉永小児科医院）
- ●B5判／並製／各巻200〜260頁 ●本体予価7,800円

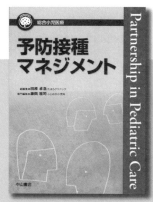

クリニック対応！
ワクチン接種の現場にこだわった
完全マニュアル

予防接種
マネジメント

専門編集●**藤岡雅司**（ふじおか小児科）
定価（本体7,800円＋税）

ISBN978-4-521-73680-8
B5判／並製／216頁／4色刷

ワクチン接種の現場にこだわった，クリニック対応完全マニュアル．子どもの体調・体質に合わせたワクチンプランや接種量・接種部位，接種時の留意点はもちろん，接種勧奨のタイミング，予約システム，ワクチンの在庫管理，問診・予診票のチェック，副反応への対応，接種ミス回避など，経験に裏打ちされた現場の知識満載．

中山書店 〒113-8666 東京都文京区白山1-25-14 TEL 03-3813-1100 FAX 03-3816-1015
http://www.nakayamashoten.co.jp/

日常臨床の守備範囲を広げるテーマを厳選！

小児科臨床ピクシス

総編集●五十嵐　隆
（国立成育医療研究センター）

●B5判並製／各巻180〜340頁

4巻 予防接種 全訂新版

あらゆる接種現場で自信がもてる最高水準のワクチン学に基づく実践書

総編集●五十嵐　隆（国立成育医療研究センター）　専門編集●渡辺　博（帝京大学医学部附属溝口病院）

標準的なスケジュールと未接種対応，アレルギー・免疫不全など疾患をもつ児や感染症罹患後・ガンマグロブリン投与後・早産児・けいれん既往など特殊な状況での接種，妊婦への有益性投与と禁忌，海外渡航用接種，感染症罹患者との接触後緊急接種，年代による抗体保有差と対応，副反応報告義務など，接種医に必要な情報を，もれなく読みやすく解説．最高水準のワクチン学に基づく接種実践書．

B5判／並製／264頁／4色刷
定価（本体7,500円＋税）
ISBN978-4-521-73951-9

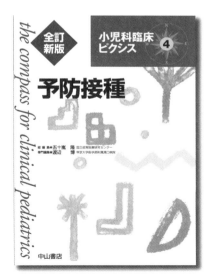

中山書店　〒113-8666　東京都文京区白山1-25-14　TEL 03-3813-1100　FAX 03-3816-1015
http://www.nakayamashoten.co.jp/

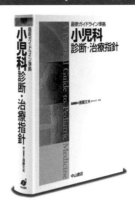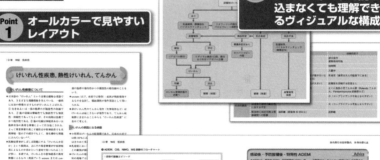